PATHOGÉNIE

DES

HÉMORRHAGIES TRAUMATIQUES

SECONDAIRES

PAR

CHARLES CAUCHOIS

Docteur en médecine,
Interne des hôpitaux de Paris,
Membre de la Société anatomique.

PARIS

ADRIEN DELAHAYE, LIBRAIRE-ÉDITEUR

PLACE DE L'ÉCOLE-DE-MÉDECINE

—

1873

PATHOGÉNIE

HÉMORRHAGIES TRAUMATIQUES

SECONDAIRES

Versailles. — Imp. Cerf et Fils, 59, rue du Plessis.

PATHOGÉNIE

DES

HÉMORRHAGIES TRAUMATIQUES

SECONDAIRES

PAR

Charles CAUCHOIS

Docteur en médecine,
Interne des hôpitaux de Paris,
Membre de la Société anatomique.

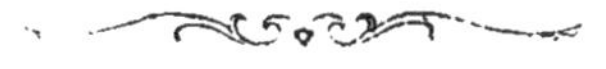

PARIS

ADRIEN DELAHAYE, LIBRAIRE-ÉDITEUR

PLACE DE L'ÉCOLE-DE-MÉDECINE

—

1873

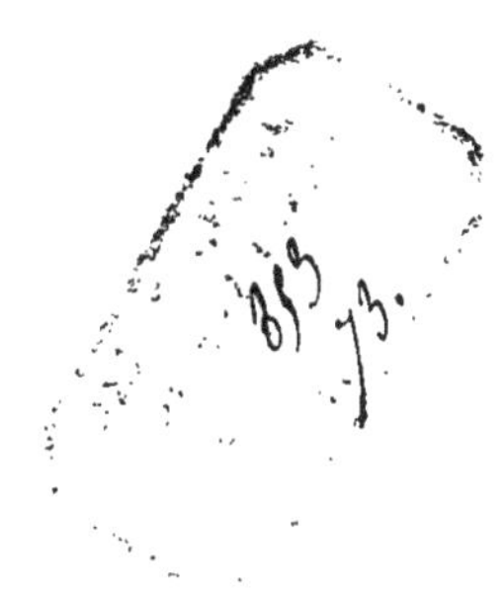

TABLE DES MATIÈRES.

Pages.

A M. LE PROFESSEUR VERNEUIL

Mon cher Maitre,

C'est vous qui m'avez inspiré ce travail. J'aurais voulu le mûrir plus longuement et vous le présenter après que les progrès de la science m'eussent aidé peu à peu à en éclairer les obscurités. Tel qu'il est, permettez-moi de le placer sous les auspices de votre nom. Je m'y suis attaché encore parce qu'il devait me donner l'occasion de vous adresser l'hommage d'une gratitude toute dévouée que m'ont laissée votre enseignement élevé et vos conseils pleins de bienveillance.

Ch. Cauchois.

PATHOGÉNIE

DES

HÉMORRHAGIES TRAUMATIQUES

SECONDAIRES

Une certaine confusion et une grande incertitude règnent
dans les auteurs sur la définition et sur la classification
des *hémorrhagies traumatiques secondaires*. Ou plutôt, il
n'y a généralement ni définition satisfaisante, ni classification véritable. Il faut arriver jusqu'au livre de Roux (1)
pour trouver sur cette immense question des notions et des
documents de quelque étendue. Depuis lors, cet accident
terrible des plaies n'a cessé de tenir en éveil l'attention
des chirurgiens. On peut dire que les faits abondent, mais
épars, discordants, sans liaison entre eux. C'est une mine
restée improductive. On s'étonnerait qu'une somme si
riche de matériaux n'ait point encore tenté quelque
esprit amoureux des études générales, si longtemps un
pareil travail n'avait manqué des bases nécessaires que lui
pouvait seule donner l'observation clinique appuyée de
l'expérimentation sur les animaux et sur l'homme. Nombre
de points d'une importance de premier plan sont encore
aujourd'hui demeurés dans l'ombre. Peut-être y a-t-il
témérité à présenter un tableau incomplet et éclairé d'une
manière insuffisante. C'est au moins une excuse de s'en
tenir aux faits authentiques et de restreindre ses déduc-

---

(1) Roux. Quarante années de pratique chirurgicale.

tions et ses conclusions aux lois actuellement connues de l'anatomie et de la physiologie pathologiques. Puisse un tel essai provoquer ultérieurement des investigations expérimentales plus démonstratives et une étude pius satisfaisante!

Pour se convaincre du peu d'accord avec lequel les écrits les plus modernes traitent des hémorrhagies traumatiques secondaires et consécutives — car les deux expressions sont indifféremment usitées — il suffit d'ouvrir, par exemple, deux ouvrages de chirurgie militaire, dont les auteurs ont eu devant les yeux les champs d'observations les plus vastes qu'il soit donné de parcourir. *Macleod* (1) distingue trois espèces d'hémorrhagies : 1° *hémorrhagies primitives*, celles des vingt-quatre premières heures qui suivent le traumatisme ; 2° *hémorrhagies intermédiaires*, du second au dixième jour après la blessure ; 3° *hémorrhagies secondaires*, celles qui surviennent après le dixième jour. M. Legouest (2) s'exprime en d'autres termes. « On entend par *hémorrhagies consécutives,* dit-il, des pertes de sang capables de mettre en danger immédiat la vie des blessés, apparaissant à une époque plus ou moins éloignée du moment de la blessure. » Il distingue : 1° les *hémorrhagies retardées;* elles ne sont que le retour très-prompt et comme la continuation de celles qui ont eu lieu primitivement, ou bien elles se montrent seulement quelques heures après une blessure qui n'a donné lieu à aucun écoulement de sang ; 2° les *hémorrhagies secondaires,* après les hémorrhagies primitives qui n'ont été suspendues que pendant un temps plus ou moins long ; 3° *hémorrhagies médiates*, apparaissant d'emblée assez longtemps après la blessure, sans avoir été précédées d'autres hémorrhagies. Dans ce dernier groupe, M. Legouest range encore certaines hémorrhagies *primilives retardées*, soit par crispation des vaisseaux (?), contusion, froissement des parties molles, frayeur, syncope, commotion ou stupeur. « Si nous continuons, ajoute-t-il, à garder ces hémorrhagies parmi

---

(1) Surgery of the crimean war, p. 139.
(2) Chirurgie d'armée, p. 249 et suiv.

les primitives, c'est qu'elles exigent le même traitement, etc., etc. »

Prenons-nous les traités classiques? Même diversité d'expressions et de distinctions non semblables. Le Compendium de chirurgie parle de ce sujet avec un extrême laconisme. Il indique, parmi les causes des hémorrhagies consécutives, le déplacement du caillot, le ramollissement, la suppuration de ce dernier, la pourriture d'hôpital, l'affaiblissement général du malade, vingt lignes à peine (1). L'ouvrage élémentaire de Follin est tout aussi bref (2) : « L'hémorrhagie peut survenir, soit au moment de la blessure, quand les vaisseaux sanguins viennent d'être divisés (hémorrhagies primitives), soit quelques instants après quand leurs parois contractiles se relâchent (hémorrhagie *récurrente*) ; elle se montre encore un peu plus tard, lorsque l'oblitération de ces vaisseaux, momentanément produite, soit par des caillots, soit par des exsudats plastiques, vient à disparaître (hémorrhagies *secondaires*). » Et c'est tout! Ni les auteurs du Compendium, ni Follin, n'ont même mentionné les hémorrhagies secondaires de l'infection purulente, etc., etc. En revanche, ils s'étendent longuement sur la diathèse hémorrhagique, hémophilie.

Nous trouvons dans Billroth un peu moins de sobriété, mais encore sans qu'il y ait une étude d'ensemble. C'est à plusieurs reprises, dans le cours des premières leçons et chaque fois en quelques mots, qu'il y est question des hémorrhagies *consécutives* ou *secondaires*. D'ailleurs, ni définition, ni classification. Follin nous avait donné les hémorrhagies *récurrentes*, Billroth nous offre les hémorrhagies *parenchymateuses*, « qui viennent non pas des capillaires, mais d'un grand nombre d'artérioles et de veinules, qui, pour une raison ou une autre, ne se retirent pas dans l'intérieur du tissu, ne se contractent pas, et ne sont pas non plus comprimées par le tissu lui-même. » (3)

---

(1) Compendium, t. i, p. 365 et ii, p. 76.
(2) Traité Élém. de pathol. ext. t. i, p. 454.
(3) Billroth, Pathol. chirurg. gén. p. 28.

Et plus loin les « *hémorrhagies parenchymateuses secondaires* dont la source est dans les granulations d'où l'on voit sourdre le sang comme d'une éponge. » (1)

Ces quelques citations suffisent à montrer l'état précaire où la question est exposée dans les livres des maîtres. On y constate une taxinomie des plus variable, selon qu'elle se base sur l'époque d'apparition des hémorrhagies, sur la nature des vaisseaux et des tissus qui la fournissent, sur le mode d'écoulement du sang, sur le traitement nécessité. Elles apprennent, il est vrai, que la surface d'une plaie accidentelle ou chirurgicale, peut, tant que sa cicatrisation n'est pas achevée, donner lieu à des hémorrhagies habituellement désignées sous les noms de *secondaires* ou *consécutives*, avec les nombreuses sous-appellations de *récurrentes* (Follin), *parenchymateuses* (Billroth), *intermédiaires* (Macleod), *retardées, médiates* (Legouest), et encore de *diathésiques, réflexes, septicémiques,* dans plusieurs autres auteurs. Rien de surprenant à voir des notions aussi écourtées ne laisser que des connaissances vagues et confuses.

Des conditions nombreuses et très-diverses président à l'éclosion de ces hémorrhagies. Les unes se rapportent à une étiologie locale, les autres à une étiologie générale. Mais l'étiologie elle-même est lettre-morte sans le fondement de l'anatomie et de la physiologie pathologique.

En fait, la cicatrisation des plaies ou blessures faites aux vaisseaux (hémostase) et l'évolution ordinaire des plaies en général demandaient à être préalablement connues et fixées dans leurs actes constitutifs et dans leurs rapports entre elles. Avant de se lancer dans l'interprétation des hémorrhagies secondaires, il fallait bien rechercher par quelle série de processus anatomo-physiologiques, la nature sait les éviter. Cette première connaissance seule pouvait conduire à celle de leur mécanisme, de leur pathogénie.

Aujourd'hui, grâce à quelques excellentes monographies, à de nombreux articles dans les recueils périodiques, grâce à de nouvelles expériences et à des observations cliniques

---

1) Billroth, Pathol. chirurg. gén. p. 182.

plus complètes une telle étude d'ensemble est devenue possible Nous l'avons tentée sous l'impulsion bienveillante de notre éminent et très-cher maître, Monsieur le professeur Verneuil. Son enseignement, ses notes mêmes, nous les avons largement mises à contribution pour cet essai que nous divisons en deux parties.

La première n'est pour ainsi dire qu'une sorte d'introduction où il nous a paru impossible de ne pas entrer dans quelques détails. Nous y exposerons les conditions anatomophysiologiques essentielles des hémorrhagies traumatiques primitives et celles de l'hémostase spontanée ou provoquée. La deuxième partie constitue en vérité le corps même de notre travail. Notre étude étant toute de Pathogénie n'implique pas l'idée d'un chapitre consacré au traitement. Aussi terminerons-nous par quelques considérations sur la symptomatologie dans ses rapports avec la pathogénie des hémorrhagies traumatiques secondaires.

PREMIÈRE PARTIE

CHAPITRE Ier.

Des conditions de l'ouverture vasculaire dans les hémorrhagies traumatiques primitives.

On a donné de l'hémorrhagie en général un grand nombre de définitions, les uns s'attachant au sens grammatical du mot, les autres préoccupés surtout de la signification clinique de ce phénomène.

Nysten le définit : « L'effusion d'une quantité notable de sang. » Le dictionnaire en 30 : « Tout écoulement de sang » hors des vaisseaux, quels que soient la cause et le lieu où » il s'épanche. »

En réalité, la clinique attribue à ce terme un sens plus étendu que l'étymologie même. Plusieurs conditions accessoires deviennent nécessaires pour faire de l'écoulement du sang une hémorrhagie, telle que la continuité du fait ou son exubérance, le défaut d'hémostase spontanée, sa répétition, un danger sérieux pour le patient. L'idée pronostique en est inséparable. — « L'hémorrhagie , dit M. Legouest (1) diffère de l'effusion du sang qui a lieu dans toutes les plaies par l'abondance de l'écoulement sanguin qui peut méttre en danger la vie du blessé et porter une grave atteinte à l'économie. »

---

(1) Loc. cit. p. 81.

Tous les jours le praticien a sous les yeux des exemples de cette vérité : la saignée, l'application des sangsues, des ventouses scarifiées, les ouvertures d'abcès, la menstruation, la perte qui suit l'accouchement, l'épistaxis traumatique en général, ne sont pas, au point de vue clinique, des hémorrhagies. Cependant l'écoulement dans quelques-uns de ces cas peut être abondant. C'est que la quantité du sang répandu ne peut non plus suffire seule à caractériser une hémorrhagie. La notion pronostique doit considérer en même temps le moment physiologique de l'effusion sanguine, l'état général de l'individu, et surtout la région anatomique frappée. Une saignée de six palettes peut-être salutaire (?) ailleurs une demi-palette sera mortelle. Il peut s'épancher jusqu'à mille grammes de sang dans le tissu conjonctif sous cutané et intermusculaire, sans que la mort s'ensuive à courte échéance ; un gramme de sang répandu dans le bulbe rachidien suffit pour foudroyer l'organisme. Ainsi une définition du mot hémorrhagie ne saurait être complétement vraie à la fois au sens grammatical et au sens clinique, sous peine de se transformer en une véritable description où l'on tiendrait compte des conditions multiples du phénomène. Une entre autres parmi ces dernières fournit une base solide à une définition générale suffisante. C'est la condition pathogénique primordiale. Aujourd'hui la théorie de la diapédèse est victorieusement réfutée, grâce aux progrès de l'histologie. Les vaisseaux sanguins ont des parois parfaitement closes et partout continues. On n'y peut trouver ni bouches exhalantes, ni orifices d'absorption jadis invoqués pour les besoins d'une cause. Le sang ne peut sortir de ses voies qu'à la faveur d'une destruction de la paroi. Que celle-ci soit opérée d'une manière brusque par un agent vulnérant, ou qu'elle se fasse lentement, elle est une condition primordiale, essentielle d'hémorrhagie.

L'ouverture vasculaire n'a jamais été mise en doute au sujet des hémorrhagies traumatiques ou chirurgicales; on se fondait en partie sur son existence nécessaire pour distinguer ces dernières des hémorrhagies spontanées ou médicales qui soulevaient les questions de diapédèse, rhexis

etc. etc. Légitime et commode pour l'étude cette distinction
toutefois est loin d'être radicale. La plupart des hémorrhagies prétendues spontanées résultent en réalité d'une
violence exercée sur la paroi vasculaire dont la résistance
est plus ou moins brusquement vaincue. C'est dans la manière dont s'effectue la solution de continuité, que réside
toute la différence. De dehors en dedans par rapport à l'axe
du vaisseau dans les *blessures traumatiques*, de dedans en
dehors dans les *ruptures*. En d'autres termes le sang dans
l'hémorrhagie spontanée s'ouvre lui-même une issue qu'il
trouve toute préparée dans l'hémorrhagie traumatique.

Les hémorrhagies traumatiques, les seules dont nous
ayons à nous occuper, offrent de nombreuses variétés qui
nécessitent une classification méthodique : 1° D'après la
source elles sont *artérielles, veineuses, capillaires, cardiaques*. Billroth admet l'hémorrhagie *parenchymateuse*,
distinction au moins superflue. Les auteurs ont négligé d'attribuer une dénomination aux hémorrhagies parfois si abondantes de certains néoplasmes (épithéliomes, carcinô-
mes, etc....), elles méritent pourtant une place distincte.
La structure des vaisseaux qui les fournissent, différente
en général de la normale, ne contribue pas peu à les rendre
dignes d'attention. Nous les désignerons sous le nom d'hémorrhagies *néo-plasiques*. Les néo-membranes en voie
d'organisation et notamment la membrane granuleuse des
plaies, fournissent souvent des hémorrhagies importantes
en clinique. Nous nous y arrêterons plus loin et nous justi-
fierons l'expression d'*hémorrhagies néo-capillaires* que
nous leur appliquons.

Cette base de classification établie sur leur provenance
ne saurait être conservée dans une étude d'ensemble des
hémorrhagies traumatiques du caractère de celle que nous
entreprenons. C'est à propos des plaies des veines, des capillaires, des affections néo-plasiques, qu'il convient de décrire toutes ces variétés en raison des différences capitales
que la nature du vaisseau blessé imprime à la symptomatologie, au traitement....

De son côté la classification étiologique adoptée en pathologie interne n'a pas prévalu auprès des chirurgiens, toutes les hémorrhagies étant par eux rapportées à une cause uniforme, l'ouverture violente d'un vaisseau. Ils ont préféré prendre pour base taxinomique l'époque d'apparition de l'écoulement sanguin. Ainsi admettent-ils des hémorrhagies *primitives* ou *immédiates* dans lesquelles l'issue du sang succède sans intervalle à l'ouverture du vaisseau et des hémorrhagies *secondaires* ou *consécutives* quand le sang, momentanément arrêté, reparaît après un temps plus ou moins long.

Cette distinction bien tranchée en principe et fort utile en pratique doit être maintenue. Elle simplifie au moins le diagnostic : il suffit de constater le moment où le sang s'écoule. Toutefois les définitions données de ces deux genres ne sont pas à l'abri de tout reproche. De plus il y a lieu d'établir quelques sous-genres si l'on veut tenir compte de toutes les conditions ordinaires ou exceptionnelles.

La notion de l'hémorrhagie implique en soi trois conditions essentielles : 1° Violence extérieure ou blessure. — 2° Ouverture vasculaire. — 3° Issue du sang. Dans l'hémorrhagie immédiate, ces trois actes, évidemment successifs, sont tellement rapprochés qu'ils semblent contemporains l'un de l'autre. Il n'en est pas ainsi toujours. Un certain laps de temps peut s'écouler entre la violence extérieure et l'ouverture du vaisseau, entre cette dernière et l'irruption sanguine. Par exemple une contusion violente frappe de mort une région anatomique sans déchirer en même temps les vaisseaux qui la traversent ; puis le travail d'élimination atteint ceux-ci, les ouvre, l'hémorrhagie existe. Un corps tranchant, un fer de lance reste fixé dans une plaie. Chemin faisant il a divisé quelque vaisseau dont il bouche mécaniquement l'ouverture en opposant une barrière au flot sanguin. Puis on extrait le corps obturateur, la voie est libre au sang qui s'élance.

En réservant la question de savoir si, dans ces deux cas l'hémorrhagie est primitive ou secondaire, nous sommes conduit à admettre une nuance entre les hémorrhagies *im-*

médiates et les *retardées* dont nous avons là des exemples. Toutes les difficultés ne sont pas encore levées.

Dans le courant d'une blessure, le sang peut apparaître plusieurs fois ; la première hémorrhagie sera dite immédiate ou primitive ; les autres secondaires on consécutives. Ces termes sont-ils rigoureux ? Si l'on découvre une artère pendant une opération, la paroi vasculaire exposée au fond de la plaie peut se mortifier, l'eschare tombe au bout de quelque temps ; il y a hémorrhagie.—Voici maintenant une fracture compliquée. Les bouts des fragments ou des esquilles tranchantes avoisinent un gros vaisseau, le déchirent ou l'ulcèrent : hémorrhagie ! Dans chacun de ces exemples le sang a apparu deux fois ; d'abord au moment de l'opération ou de la fracture ; hémorrhagie *immédiate* ; puis, plus tard, par l'ouverture des vaisseaux nouvellement lésés. Ces derniers fournissent du sang aussitôt ouverts. L'hémorrhagie est immédiate eu égard à l'ouverture vasculaire, mais retardée par rapport à l'opération ou à la fracture. Malgré leur date différente, ces deux sortes d'hémorrhagie appartiennent à la même catégorie. Reprenons le second exemple. Si quelques jours plus tard l'issue ou l'extraction d'une esquille donnait lieu à une troisième hémorrhagie, celle-ci serait encore immédiate, et ainsi de suite chaque fois que de nouveaux vaisseaux seraient ouverts par une violence extérieure.

Ces exemples nous montrent que l'époque d'apparition du sang, quelquefois difficile à bien déterminer, ne suffit pas encore à elle seule pour qualifier le genre d'hémorrhagie auquel on peut avoir affaire, et permettre de considérer celle-ci comme primitive ou comme secondaire. Il faut pénétrer plus loin dans le mécanisme des hémorrhagies traumatiques et étudier dans toutes ses phases, le mode d'ouverture des vaisseaux, l'écoulement du sang qui en est la conséquence et les diverses conditions de sa destinée ultérieure. Après ce préambule seulement nous pourrons aborder la question des hémorrhagies secondaires.

§ 1. De l'ouverture vasculaire dans les hémorrhagies traumatiques primitives.

Condition essentielle de l'hémorrhagie, elle présente toutes les variétés imaginables de siége, dimension, forme, direction.

Bien que sur ce point l'anatomie pathologique soit presque complète, je rappellerai les dispositions principales pour mieux comprendre plus tard certaines particularités relatives à l'écoulement sanguin.

Le terme paraît facile à définir : il ne doit s'appliquer qu'aux plaies pénétrantes des vaisseaux. Tantôt unique, tantôt multiple, la perforation porte alors simultanément sur plusieurs points du même vaisseau ou sur plusieurs vaisseaux de même ordre ou d'ordres différents, cas le plus ordinaire dans les blessures de quelque étendue. Par rapport à l'axe du vaisseau, elle est transversale, oblique ou longitudinale, de forme régulière ou irrégulière, arrondie, elliptique, avec ou sans perte de substance, à bords nets ou frangés, avec ou sans écartement : toutes les dimensions possibles, depuis la simple piqûre, jusqu'à la section totale.

On a distingué avec raison l'*ouverture latérale* qui intéresse une étendue plus ou moins considérable de la circonférence du vaisseau, sans interrompre sa continuité. et la division transversale complète qui sépare et isole plus ou moins largement les deux tronçons. Dans le premier cas un seul orifice est ouvert au sang ; dans le second les deux bouts vasculaires constituent deux voies d'écoulement.

Toutefois la distinction ne doit pas être trop radicale entre ces deux cas : même un orifice unique s'abouche avec les deux portions du vaisseau situées en amont et en aval.

Bien que réunies entre elles par une languette pariétale, ces deux embouchures représentent exactement les deux extrémités distinctes dans la section totale.

Bouts et orifices ont reçu des noms spéciaux : bout supérieur ou cardiaque, central, celui qui est le plus rapproché du cœur ; bout inférieur, périphérique, capillaire, celui qui se continue avec le réseau du même nom. Ces dénominations seraient suffisantes si tous les vaisseaux suivaient un cours direct et isolé du cœur aux capillaires et *vice versa*, Or, fréquemment les deux bouts se trouvent occuper un même point de l'intervalle cardio-capillaire, de telle sorte qu'ils peuvent être dénommés aussi exactement l'un que l'autre ou central ou périphérique. Ces dispositions sont très-nombreuses ; exemples : les artères coronaires labiales, le tronc basilaire, l'hexagone de Willis, les cercles périthyroïdiens, péristomacal, périarticulaires, ceux des artères mésentériques, plantaires, palmaires, etc., dans toutes les régions en un mot où les artères remplissent le double rôle de canaux vecteurs et de voies anastomotiques. De même dans le système veineux où abondent les plexus, les réseaux.

Dans le système capillaire enfin, presque exclusivement composé d'anses, d'arcades, de réseaux fins, impossible d'établir une distinction entre les deux bouts.

De là résulte la nécessité d'ajouter à la nomenclature des bouts ou orifices, une troisième classe ou catégorie qu'on appelera bouts et *orifices symétriques*. La section transversale, avons-nous dit, implique l'existence de deux bouts, mais dans les blessures et dans les opérations avec une perte de substances plus ou moins considérable, un seul de ces bouts, le bout cardiaque reste dans la plaie...

Deux points relatifs à l'ouverture vasculaire méritent encore d'être mis en relief. Celle-ci peut n'atteindre que le vaisseau tout seul en respectant les parties ambiantes ; ou bien il y a lésion simultanée du vaisseau et des organes juxtaposés.

Dans ce dernier cas la lésion peut être purement traumatique, ainsi dans les blessures où le vaisseau et les tissus ambiants sont simultanément intéressés ou bien la lésion est différente dans les deux parties, ici traumatique, là pathologique. La perforation peut encore occuper un point de

la paroi vasculaire absolument sain avant le traumatisme
ou déjà altéré dans sa structure : en un mot elle est ou
traumatique pure ou traumatico-histologique.

En effet, sur le tissu vasculaire comme sur tout autre
tissu, le traumatisme agit suivant deux conditions différentes, ou en séparant brusquement les éléments anatomiques,
ou en déterminant des lésions vitales, troubles de la nutrition, altérations histologiques, etc. Les deux processus s'as-
socient fréquemment et peuvent jouer, suivant les cas, l'un
par rapport à l'autre, le rôle de cause prédisposante.

A. DE LA DIÉRÈSE TRAUMATIQUE SIMPLE. — Pour en bien
comprendre le mécanisme, il faut se rappeler que les vaisseaux sont exposés à des violences multipliées. Nous pouvons rapporter ces dernières à deux types : 1° Violences
physiologiques ; 2° violences accidentelles. — Les premières
ont une double origine. Tantôt elles résultent des fonctions
mêmes du vaisseau, c'est-à-dire des phénomènes propres
de la circulation ; tantôt elles sont l'effet d'actes mécaniques
divers ayant leur siége hors des vaisseaux, mais se propageant à ceux-ci.

Les violences physiologiques *intrinsèques* ou liées à la circulation, violences normales puisque le sang exerce incessamment sur les vaisseaux une pression excentrique
dans les deux sens longitudinal et perpendiculaire, s'exa-
gèrent dans certains cas d'ampliation forcée et circonscrite
dont les diverses branches de l'arbre circulatoire sont trop
souvent le siége. Ces phénomènes importants pour la pathogénie des hémorrhagies spontanées ont été l'objet d'une
remarquable étude dans la thèse d'agrégation de M. le docteur Ch. Bouchard, au chapitre « *Ruptures vasculaires
dues à une exagération de la tension du sang* (1). Nous
n'avons pas à insister sur ce sujet, mais seulement à le
rappeler.

Les violences accidentelles résultent du conflit médiat ou

---

(1) Ch. Bouchard. De la Pathogénie des Hémorrhagies, 1869.

immédiat des vaisseaux avec les agents vulnérants extérieurs, piquants, tranchants, contondants, etc.

Les vaisseaux luttent contre les violences physiologiques
grâce à leur structure, aux propriétés de leurs éléments et
de leur tissu, à leur souplesse, à leur mobilité, grâce aux
rapports et aux moyens de protection qu'ils empruntent aux
tissus et aux organes circonvoisins. Leur paroi cède ou résiste en raison même du degré de la violence agissante
combinée avec ces causes de résistance. Contre les violences accidentelles, les vaisseaux ne sont protégés que par
leur profondeur, par l'épaisseur et la solidité variables des
tissus périphériques et par quelques mouvements instinc-
tifs plus ou moins efficaces.

Physiologique ou accidentelle, la violence attaque la paroi vasculaire dans trois directions : 1º De dehors en dedans ; 2º Obliquement ou suivant l'axe longitudinal ; 3º De
dedans en dehors.

En ce qui concerne les deux premiers modes, nous n'a-
vons rien à ajouter aux écrits classiques. La violence agit
mécaniquement sur la paroi vasculaire comme sur tout
autre tissu, sans préparation spéciale. Bien que l'état de
plénitude ou de vacuité du vaisseau augmente ou diminue
notablement les chances de la blessure, celle-ci néanmoins
n'exige pas d'autre condition que l'application même de
l'agent traumatique. Le troisième mode mérite un examen
plus étendu.

L'ouverture vasculaire s'effectue de dedans en dehors
sous la pression excentrique du sang. Accumulation et
peut-être rétention du sang, augmentation de la pression
intravasculaire, réplétion, distension du vaisseau, tels sont
les phénomènes préparatoires indispensables à la diérèse.
Leur ensemble a reçu des appellations particulières : *distension* quand il s'agit d'un vaisseau isolé ; *congestion*
quand un département plus ou moins spacieux du système
circulatoire se trouve envahi. Mais ces phénomènes eux-
mêmes se rattachent à d'autres causes indispensables à connaître pour bien comprendre toute la suite des processus
qui préparent l'hémorrhagie.

La réplétion exagérée des vaisseaux peut résulter : 1° De l'apport d'une quantité plus grande de sang dans les artères; 2° De son appel plus énergique dans les capillaires par diminution de la pression extra-vasculaire ; 3° De la paralysie des éléments contractiles des vaisseaux ; 4° Du reflux centrifuge du sang dans les veines par la présence, sur un point du circuit, d'un obstacle extra-vasculaire (contracture, ligature, compressions diverses) ou intra-vasculaire (thrombose, embolie). La physiologie normale offre de nombreux exemples de ces congestions. Comme type on peut citer le phénomène de l'érection. Elles se présentent dans la plupart des organes pendant la période de leur activité fonctionnelle (muscles, glandes, muqueuses...) La menstruation n'est pas autre chose qu'une congestion physiologique devenant hémorrhagipare. Enfin la clinique nous montre fréquemment des hémorrhagies où la rupture vasculaire s'opère par le même mécanisme, sans intervention d'aucune violence extérieure directe. Telles sont les ecchymoses conjonctivales dans les accès de toux (coqueluche), l'épistaxis dans la colère, l'urèthrorrhagie par érections prolongées dont nous avons recueilli une observation. Certaines hématocèles circumutérines succédant à la brusque suppression des règles, etc... Dans tous ces cas la rupture est bien réellement traumatique, puisque les vaisseaux se trouvent distendus par une violence subite et imprévue. Il y aurait donc lieu d'admettre deux sortes de diérèses traumatiques : l'une, la plus ordinaire, par violences externes ou *diérèse traumatique proprement dite*; l'autre, précédée d'une ampliation des vaisseaux par le sang, ou *diérèse traumatique congestive.*

. A cette division, on objectera peut-être que la résistance des parois vasculaires, bien supérieure à l'effort latéral du sang dans la circulation tranquille, peut encore aisément faire face à l'exagération temporaire la plus extrême de cet effort ; en d'autres termes qu'un vaisseau normal ne se rompt jamais sous la seule augmentation de la pression intérieure. Les exemples cités plus haut seront ma réponse et j'invoquerai l'analogie de certains phénomènes empruntés à d'autres systèmes organiques non moins favorablement doués pour la résistance ; les os, muscles, tendons, qu'on voit pourtant se briser sous l'unique influence de l'effort, d'un acte physiologique exagéré. Toutefois, nous devons préciser un peu les choses. Depuis les travaux de Volkmann, de Wintringham, de Cl. Bernard, la rupture spontanée due à une simple exagération de la tension du sang, est démontrée impossible dans les artères à trois tuniques, sans altérations préalables des éléments histologiques. La thèse que nous soutenons ne s'applique donc qu'aux artérioles, aux capillaires surtout et aux veinules. Les artères proprement dites, tant qu'elles restent saines, échapperaient à la diérèse traumatique congestive abandonnée à elle-même. — Il n'en serait pas de même des veines.

M. Legouest (1), emprunte au répertoire médical de Londres, un cas de rupture de la veine iliaque pendant l'accouchement. Portal aurait, à l'autopsie d'un homme mort subitement en prenant un bain froid, constaté une rupture de la veine cave supérieure au-dessus de l'oreillette, sans altération des parois. Enfin *Senac*, également cité par M. Legouest, aurait observé des ruptures veineuses pendant le frisson des fièvres intermittentes, etc... etc... Quoi qu'il en soit, dès à présent il importait de mettre en relief cette cause puissante, commune, immédiate de la diérèse vasculaire et d'en indiquer les sources multiples.

Une dernière remarque nous reste à faire sur le siége des ouvertures vasculaires d'origine traumatique, variable suivant le mode de la violence. Dans les blessures où cette dernière agit de dehors en dedans, la paroi se rompt au point même d'application de l'agent vulnérant. La lésion est *directe*. La direction du traumatisme est-elle parallèle à l'axe du vaisseau ? Ce dernier s'ouvre en un point variable de son trajet, tantôt en deçà, tantôt au-delà du niveau des tissus ambiants. Y a-t-il eu congestion préalable ? Le lieu de la rupture est plus variable encore, parfois rapproché

---

1) De la rupture spontanée des veines, Arch. gén. de méd. 1867.

de l'obstacle qui a provoqué la congestion, le plus souvent éloigné de ce point et portant de préférence sur les portions du réseau les moins bien protégées, sur les capillaires, sur les veinules plutôt que sur les artérioles. Telles sont les conditions diverses de la diérèse traumatique simple.

B. DE LA DIÉRÈSE TRAUMATICO-HISTOLOGIQUE. Elle est caractérisée par une solution de continuité toujours précédée d'un changement de structure, d'une modification de forme, en un mot d'une altération histologique. Mais toutes les altérations histologiques, non plus que toutes les violences extérieures, n'aboutissent pas fatalement à la rupture vasculaire; et, dans l'immense majorité des cas au moins, elles agissent seulement à titre de *causes prédisposantes*.

La genèse des lésions vasculaires établit entre elles une distinction nécessaire. Ces lésions seront dites *intrinsèques* quand elles procèdent primitivement de la paroi même; *extrinsèques*, quand elles résultent de l'envahissement de cette paroi par une altération primitive des tissus du voisinage. Or, l'étude des causes de la diérèse histologique exige la connaissance complète des lésions susceptibles d'attaquer les vaisseaux. Pour la plupart celles-ci sont bien connues et bien décrites; il nous suffira de les rappeler brièvement.

A. — *Altérations d'origine intrinsèque.* Elles comprennent l'atrophie, l'hypertrophie circonscrite ou étendue à la totalité ou à une portion des éléments musculaires, élastiques, conjonctifs, épithéliaux..., ces deux états opposés peuvent, sur le même vaisseau, coexister sur des points très-voisins, — substitution d'éléments nouveaux aux éléments normaux : granulations graisseuses, calcaires,—toute la série en un mot des dégénérescences vasculaires qu'on trouve parfaitement exposée, dans les récents traités d'histologie pathologique (1)....

Les déformations ne sont pas moins nombreuses; l'aspec-

____

(1) Voir en particulier le Manuel de Cornil et Ranvier, 2ᵉ partie 1873.

cylindrique, la disposition tubuleuse régulière est modifiée.
Ici l'on reconnait un rétrécissement, là une dilatation fusi-
forme ou ampullaire, ailleurs un amincissement, plus loin
des épaississements. Il ne s'ensuit pas nécessairement la
perte absolue de toute solidité du vaisseau, mais cependant les propriétés normales d'élasticité, de contractilité,
de résistance enfin, sont bien souvent atteintes. La paroi
devient rigide, friable, trop faible, inextensible, elle obéit,
inégalement à la pression de la colonne sanguine. A ce
propos nous pouvons citer l'exemple de la rupture des
anévrysmes spontanés parmi les hémorrhagies par diérèse
histologique les plus remarquables.

Nous sommes loin de connaître toutes les causes premières de ces aberrations nutritives. Celles qui président
au développement des angiectasies congénitales nous de-
meurent ignorées. L'étiologie des varices et de l'anévrysme
cirsoïde est seulement entrevue. Chez les hémophiliques,
Virchow et *Baerensprung* n'ont pu découvrir aucune altération spéciale des artérioles, ni des capillaires ; et ce n'est
guère que d'après les symptômes qu'on a admis dans ces
vaisseaux une certaine friabilité due soit à des vices de
nutrition constatés ultérieurement, soit à de simples troubles fonctionnels, à l'influence du système nerveux, des
émotions morales de la mère, etc. (1).

En d'autres points nous sommes plus avancés. Aux époques extrêmes de la vie, les parois vasculaires perdent de
leur solidité. On a bien étudié les altérations athéromateuses des capillaires du cerveau et de la moëlle chez les
veillards (*Ordonez*). *Laborde* a signalé les dilatations par-
tielles des capillaires cérébraux, l'état moniliforme, les distensions totales, les ruptures. Les beaux travaux de
MM. *Charcot* et *Bouchard* ont fait la lumière sur les lésions
de la périartérite et des anévrysmes miliaires. Par contre,
chez l'embryon aussi, la paroi vasculaire tire sa faiblesse
de sa structure même.

---

(1) Voir observation de Chelius et Andrée dans le mém. de Grandidier,
de Kassel, analysé par E. Fritz, dans Arch. de méd. 1863, t. i, p. 691.

En 1836, *Alisson*, d'Edimbourgh avait institué des expériences pour démontrer l'état de dilatation et de relâchement des artères qui se rendent aux parties enflammées (1). Ainsi affaiblies elles transmettent sans la modifier l'impulsion lancée par le cœur; c'est-à-dire que la pression du sang est alors plus considérable sur leurs parois que dans l'état normal. On sait d'ailleurs que les battements des artères dans une région enflammée sont plus forts que dans une partie saine. O. Weber prétend que si l'on divise comparativement sur des points symétriques les vaisseaux d'une partie saine et ceux d'une autre partie atteinte d'inflammation, les seconds donneront trois fois plus de sang que les premiers. J'ai trouvé dans le *Dublin medical press* (2) une remarquable observation rapportée par Hargraave. Dans une amputation de cuisse chez un enfant de neuf ans atteint de tumeur blanche du genou, le chirurgien fut obligé de pratiquer pour arrêter le sang *douze* ligatures, la compression du canal médullaire, la cautérisation de l'artère du nerf sciatique; enfin l'exposition prolongée de la plaie à l'air libre n'empêcha pas l'emploi des préparations astringentes.

Ce n'est pas seulement dans l'inflammation que les vaisseaux deviennent friables par prolifération embryonnaire, mais encore dans le développement des bourgeons charnus, des fongosités, des pseudc-membranes, des néoplasmes divers, nous y reviendrons plus loin.

Nous avons appris que les causes mécaniques, congestions répétées, reflux réitérés, obstacles semés sur le parcours du sang, diminution et la pression atmosphérique, ascensions sur les lieux élevés, affaiblissement du soutien emprunté aux organes ambiants, que toutes ces causes permettent une dilatation des vaisseaux, temporaire d'abord, permanente à la longue et entraînant altération de forme et de structure. Que la paralysie nerveuse agit dans le même sens; qu'enfin la succession de violences traumati-

---

(1) Gazette méd. 1836, p. 133.
(2) Année 1840.

ques, même minimes, détériore peu à peu les vaisseaux, soit en y pratiquant des solutions microscopiques de continuité, soit en y provoquant un travail d'inflammation destructive ou dégénérative.

Altérations d'origine extrinsèque. — Les parois des vaisseaux affectent des rapports constants avec divers autres systèmes organiques. Toujours en contact avec le sang par la face interne, elles confinent, par la face externe à des membranes muqueuses, séreuses, cutanées, à divers tissus juxtaposés qui leur prêtent soutien et protection. Le plus souvent le tissu conjonctif et ses dérivés constituent de la sorte une tunique de renforcement ; mais en certaines régions, les tissus lymphatiques, nerveux, osseux, épithélial, la paroi anhiste des éléments glandulaires, concourent également à ce rôle de tuteur. Dans les néoplasmes eux-mêmes, les vaisseaux sanguins plongent au milieu d'un tissu plus ou moins résistant, amorphe, cellulaire ou fibreux...

Il découle de ces rapports intimes qu'une altération primitive du sang d'un côté, des tissus péri-vasculaires de l'autre, retentira sur les parois vasculaires en les privant de leurs supports naturels ou en modifiant leur structure. En pareille circonstance l'hémorrhagie reconnaît une origine complexe où l'on trouve le concours de conditions multiples et successives. Ainsi nous sommes dès à présent en droit d'admettre deux variétés d'altérations extrinsèques, et de les rattacher, l'une à l'atmosphère histologique du vaisseau, l'autre à son contenu.

Altérations extrinsèques d'origine péri-vasculaire. — Les tissus qui entourent les vaisseaux peuvent être détruits rapidement ou lentement, par action traumatique ou par lésion organique : inflammation, suppuration, gangrène, néoplasies diverses. Dans le premier cas la paroi mise à découvert est exposée à l'action de l'air, dans le second elle est en contact avec des produits pathologiques plus ou moins nuisibles. Le vaisseau, suivant ces circonstances, se comporte diversement. 1° Il reste étranger et en quelque sorte indifférent au travail pathologique et conserve intactes sa structure et ses propriétés. Ainsi pour les artères qui traversent des foyers de suppuration. 2° Il change de forme, se dilate, ou se rétrécit, régulièrement ou irrégulièrement, etc., d'où les déformations variqueuses, serpentines, anévrysmales. Ces modifications morphologiques sont elles-mêmes influencées soit par un excès de la pression extérieure, soit par un défaut de cette même pression qui laisse toute liberté à l'effort excentrique du sang; soit à un travail hypertrophique suivant une marche parallèle dans la néoplasme et dans le vaisseau qu'il comprime.

Les altérations du vaisseau tantôt sont identiques à la lésion périphérique primitive, tantôt sont d'une autre nature. On conçoit, comment, une fois réalisée, la dégénérescence va changer les conditions de résistance normale du vaisseau.

Il s'ajoute fréquemment encore une autre condition aux précédentes, c'est l'exagération de la tension intra-vasculaire par un obstacle à la circulation en retour. Ainsi M. le professeur Verneuil ayant disséqué un volumineux épithélioma de la joue, qui pendant la vie avait fourni de nombreuses hémorrhagies, a rencontré des thromboses dans plusieurs veines circonvoisines, quelques thrombus étaient même envahis par la dégénérescence. On sait la fréquence des thromboses dans les veines du bassin chez les femmes atteintes du cancer utérin: ne jouent-elles pas un certain rôle dans la répétition des hémorrhagies qui se font par le néoplasme?

Longuet a présenté à la Société anatomique un énorme sarcôme ulcéré de la jambe (1). L'ulcération avait donné des hémorrhagies multiples et rebelles: à l'autopsie on trouva des coagulations dans toutes les veines profondes de la jambe. Ces cas sont à rapprocher de certains faits analogues du domaine de la pathologie interne.

Nous aurions à exposer maintenant les altérations d'origine intra-vasculaire. Il faudrait là toucher à la question des vices de composition ou des altérations primitives du

---

(1) Bulletin 1872, séance du 26 avril.

sang, dont l'histoire appartient surtout aux hémorrhagies spontanées, médicales. Elle sera, croyons-nous, bien mieux placée au chapitre Etiologie générale des hémorrhagies chez les blessés.

§ 2. De l'écoulement du sang dans les hémorrhagies traumatiques primitives.

Trois conditions, avons-nous dit, au début de ce travail, sont nécessaires pour la production d'une hémorrhagie traumatique : une violence extérieure attaquant la paroi vasculaire ; l'ouverture de cette dernière, l'écoulement du sang. Les deux premières sont remplies et décrites ; il nous reste à parler de la troisième. Nous serons bref sur ce sujet ; nous en signalerons seulement, pour mémoire, les particularités les plus essentielles.

Il y a encore trois conditions premières à l'écoulement du sang. Il faut : 1° que l'ouverture vasculaire reste béante ; 2° que le sang soit fluide dans le vaisseau lésé ; 3° qu'il puisse être reçu dans un espace extra-vasculaire. L'exemple déjà cité d'un projectile qui, après avoir divisé un vaisseau sanguin, y resterait fixé de manière à en obturer la plaie, démontre la nécessité de la première condition. Il n'y a dans ce cas hémorrhagie qu'au moment où l'extraction ou bien le déplacement du corps étranger rend à l'ouverture vasculaire sa béance. Une déchirure artérielle dans laquelle les membranes inégalement rompues et refoulées vers le centre obstruent le calibre du vaisseau, ne serait pas non plus suivie d'hémorrhagie ; exemple, les plaies d'artères par arrachement. Certains procédés d'ouverture des vaisseaux pendant les opérations ont le même effet ; citons l'écrasement linéaire, la galvano-caustie...... C'est à une action de même ordre qu'il faut rapporter l'absence d'hémorrhagie dans des plaies produites par certains instruments tels que la scie circulaire employée dans l'industrie. Le docteur Folsom, de New-York a publié en 1869 (1) une « guérison

---

(1) Voir Gaz. heb. 1869, p. 591.

extraordinaire d'une large plaie du crâne produite par une scie circulaire. » Le cerveau même avait été intéressé jusqu'à une profondeur de plusieurs millimètres par une plaie étendue de la racine du nez à la protubérance occipitale externe. Il n'y eut pas la moindre hémorrhagie. L'auteur pense « qu'il y a eu là une immunité comparable à celle des plaies par arrachement. La scie obture les artères. L'artère fémorale elle-même pourrait être coupée par ce mécanisme sans qu'il en résultât une hémorrhagie mortelle. » Nous avons été nous-même témoin de faits analogues : plaies profondes de la face antérieure de la main sans hémorrhagie primitive. Enfin l'étroitesse d'une plaie artérielle peut n'être pas suffisante à l'écoulement du sang. Nous reviendrons plus loin sur quelques-uns de ces faits à propos de la *diérèse hémostatique*.

La deuxième condition se comprend d'elle-même : Une syncope peut empêcher l'effusion du sang. Cette cause agit fréquemment chez les soldats en présence du feu. « L'hémorrhagie primitive peut être instantanée et suivre immédiatement la blessure, dit Macleod (1), ou bien ne se produire qu'après quelque temps, quand le blessé est revenu de l'état de faiblesse ou de stupeur qui a suivi l'accident. » On rapporte que Magendie eut la témérité d'ouvrir de grosses artères chez des cholériques sans produire d'hémorrhagie. — Dans les hémorrhagies veineuses la colonne sanguine doit conserver une certaine tension (la bande dans la saignée). La présence des valvules, des efforts d'inspiration énergiques s'opposent souvent aux hémorrhagies après section des grosses veines.

La perforation est suffisante, le sang tend à s'y engager, mais il faut encore qu'il puisse s'épancher au dehors. Chacun peut imaginer et multiplier des exemples de cette condition. La pathologie interne en offre de remarquables dans les anévrysmes de l'aorte qui arrivent à user la paroi artérielle après s'être accollés à une surface osseuse : cette

---

(1) Loc. cit. p. 138.

dernière à son tour forme alors paroi au vaisseau et empêche l'hémorrhagie.

Quand ces trois conditions se trouvent remplies, l'hémorrhagie existe : *Hémorrhagie primitive, immédiate* ou *retardée* (1), suivant qu'un intervalle de temps plus ou moins considérable sépare l'établissement de chacune de ces conditions.

Un mot maintenant sur la destinée ultérieure du sang une fois sorti des vaisseaux, sur la *forme* et le *lieu* de la collection hémorrhagique.

1° La violence extérieure a divisé d'abord le tégument externe, cutané ou muqueux, puis les tissus interposés entre ce dernier et le vaisseau, enfin la paroi vasculaire (diérèse traumatique pure). Une voie est donc ouverte au sang jusqu'à l'extérieur, l'écoulement de ce liquide rencontre plusieurs conditions suivant que le trajet est *direct* ou *flexueux*. Si le trajet est direct, le sang s'écoule au dehors, soit par une plaie du tégument externe, *hémorrhagies cutanées externes*, soit par la plaie d'une muqueuse dans un canal en communication avec le dehors, *hémorrhagies muqueuses externes ou internes* (intestin, utérus, urèthre, bronches, etc...) L'hémorrhagie peut être à la fois cutanée et muqueuse. Le trajet est-il flexueux, le sang peut être retenu dans une cavité primitivement close de toutes parts (plèvre, péricarde, péritoine, bourse séreuse, etc...) et donner lieu à une *hémorrhagie cavitaire interstitielle*. Le défaut de parallélisme entre les divers plans des tissus lésés peut avoir encore pour conséquence de retenir le sang entre les interstices, dans le parenchyme même des organes suivant leur texture plus ou moins résistante. L'hémorrhagie sera dite alors *interstitielle*, soit en nappe (*ecchymoses*) soit en foyer (bosses sanguines, anévrysmes faux consécutifs). Ces sortes d'hémorrhagies s'observent

---

(1) Les hémorrhagies qui arrivent à la chute d'une eschare des parois artérielles par coup de feu ou autre mécanisme, sont des exemples remarquables d'hémorrhagies primitives retardées : elles ont toute l'allure des hémorrhagies secondaires ou consécutives.parmi lesquelleselles sont décrites par les auteurs. Nous les renvoyons également à ce chapitre. (V. chap. v).

nécessairement dans la diérèse traumatico-histologique ou quand la violence extérieure a rompu les parois vasculaires sans produire de solution de continuité sur les téguments soit cutanés, soit muqueux, mais en exerçant seulement des contusions, distensions, écartements d'organes qui facilitent une collection hémorrhagique purement interstitielle. Nous trouvons ce mécanisme dans les efforts tentés pour réduire les luxations de certaines grandes articulations, de l'épaule notamment (voir les auteurs), dans un grand nombre de contusions violentes, etc., etc. L'obstétrique nous offre une classe particulière de ces hémorrhagies interstitielles chez le fœtus et chez la mère : les céphalématomes et les tumeurs sanguines (thrombus) de la vulve et du vagin, assez fréquents dans les accouchements laborieux.

CHAPITRE II

Des conditions anatomo-physiologiques de l'hémostase spontanée provisoire.

> « Tout phénomène doit avoir une termi-
> naison, mais surtout les phénomènes de la
> vie, et ceux qui dépendent du conflit ou
> résultent d'un trouble des actes physio-
> logiques. »

Les hémorrhagies subissent cette loi dans leur durée. Elles s'arrêtent à un moment donné parce que les trois conditions essentielles de leur production ne sauraient non plus rester permanentes. Dès que l'équilibre se rompt dans ʃe mécanisme pathogénique, le phénomène morbide est enrayé; l'écoulement cesse; il y a *hémostase spontanée* ou *naturelle* si elle s'établit par les seules forces de la nature; *provoquée, artificielle* ou *chirurgicale*, dans le cas d'une intervention étrangère.

§ I. — A part certaines particularités dont en général la plus importante est relative au volume du vaisseau blessé, l'hémorrhagie tend à s'arrêter d'elle-même. Mais l'hémostase peut se faire attendre et l'hémorrhagie se prolonger jusqu'à compromettre les jours du blessé. Les détails avec lesquels nous avons exposé dans le chapitre précédent la pathogénie des hémorrhagies traumatiques primitives nous dispensent de nous appesantir sur les causes des hémorrhagies prolongées, faciles à en déduire. Toutefois, puisqu'en physiologie générale il est vrai de dire que la première cause de la cessation d'un fait est dans son origine même, il est juste de rechercher quelles conditions fortuites sont capables de le pousser quelquefois au-delà de ses limites ordinaires.

Uniques ou multiples, locales ou générales, très-diverses
en un mot sont les causes des hémorrhagies prolongées.
En premier lieu, mentionnons celles qui ont pour effet de
maintenir la béance de l'ouverture vasculaire. C'est d'abord
la forme même de cette dernière. « La force de rétraction
des artères laisse ouvertes et béantes les plaies des vaisseaux quand ils ne sont pas complètement divisés, ce qui
rend les hémorrhagies plus graves (1). » L'orifice en bec de
flûte s'oppose à la contraction des fibres qui tendent normalement à resserrer la lumière du vaisseau.

L'absence de contractilité peut être rapportée encore
aux circonstances suivantes : 1° *Paralysies vasculaires*,
d'origine centrale et résultant de l'hémorrhagie [ischémie
des centres nerveux intoxications (2)] , ou d'origine
phériphérique (relâchement paralytique des vaisseaux
après une excitation trop active). 2° Absence des fibres
musculaires dans la paroi vasculaire (tissus néoplasiques,
tumeurs érectiles, hémophilie peut-être ?) 3° Lésions de
nutrition : ramollissement inflammatoire, induration, sclérose par périartérite, dégénérescences athéromateuse, calcaire ; épaississements divers... 4° Rapports topographiques
avec des tissus enflammés ou indurés (infiltration d'urine,
abcès urineux, suppurations périvésicales). On connaît le
danger des grandes incisions dans les phlegmons diffus :
« Quoiqu'on n'intéresse pas d'artères importantes, et que les
vaisseaux les plus volumineux soient des veines sous-cutanées, cependant la blessure de ces dernières peut fournir
une hémorrhagie grave et même mortelle (3). » Les auteurs
du Compendium rapportent d'après Lawrence et Bérard
deux exemples de cette dernière complication. 5° Adhé-

---

(1) Dupuytren, leçons orales, t. vi, p. 13.
(2) Peut-être, doit-on attribuer à cet ordre de causes les hémorrhagies
utérines qu'on a parfois observées à la suite de l'emploi des anesthésiques.
Duncan en rapporte deux cas. Channing quatre ; Montgomery déclare que,
d'après son expérience personnelle, lorsque l'influence du chloroforme se
fait sentir à la fin du travail, la femme reste plus ou moins exposée à une
hémorrhagie par inertie après l'accouchement. Cazeaux (8° édition. p. 932)
fait à ce sujet quelques réserves.
(3) Compendium de Chirug. t. i, p. 219.

rences physiologiques aux membranes aponévrotiques (vaisseaux veineux du cou, etc.)

L'existence d'un trajet trop direct de la plaie vers l'extérieur favorise l'écoulement, ainsi que le mélange du sang avec un autre liquide fourni par la plaie ou par un organe voisin. (1) (Opérations sur les voies urinaires).

Relativement aux conditions physiologiques de la circulation nous avons à signaler : 1° L'exagération de la tension vasculaire sanguine (palpitations, hypertrophie du cœur, impulsion cardiaque vive, agissant principalement sur les artères voisines du cœur). 2° Dispositions anastomotiques des vaisseaux, voisinage d'une branche collatérale. 3° Appel continu du sang à l'extrémité divisée comme la succion pratiquée par les enfants que l'on vient d'opérer du bec-de-lièvre (2). En résumé les hémorrhagies prolongées sont fréquentes dans les plaies d'artères à *bouts symétriques*. L'activité de la circulation est quelquefois entretenue par une fonction physiologique, la respiration par exemple. Tous les chirurgiens insistent avec raison sur la nécessité qu'il y a « dans toutes les hémorrhagies veineuses ou capillaires, de s'assurer de la manière dont s'exécute la respiration, et de régulariser cette fonction, si l'on ne veut pas s'exposer à voir échouer tous les moyens hémostatiques (3). » Exemple : L'arrêt de l'hémorrhagie des veines thyroïdiennes dans l'opération de la trachéotomie aussitôt la trachée ouverte. 3° *Obstacles à la circulation en retour.* Dupuytren (4) avait déjà signalé la difficulté de reconnaitre et d'enlever l'obstacle à la circulation veineuse quand il

---

(1) Les avulsions des dents sont souvent suivies d'hémorrhagies prolongées. Belloq dit à ce propos ; « Il est des causes locales qui peuvent les » occasionner ; par exemple, l'ouverture du vaisseau peut se trouver enfoncée » et couverte en quelque façon dans le canal osseux de la machoire. » C'est ainsi qu'il a vu « des portions de gencive incrustées d'une espèce de tartre » formant au fond de l'alvéole une petite voûte qui offrait assez de résis- » tance pour empêcher la compression immédiate du vaisseau et favoriser » la sortie du sang. » Il imagine à cette occasion le tamponnement par la boulette de cire (Mém. Acad. de Chirug. t. iii, p. 600).

(2) Mém. Acad. de Chirurg. t. iv, p. 427, un fait rapporté par Louis.

(3) Legouest, loc. cit. p. 88.

(4) Loc. cit. p. 65.

dépend d'un aplatissement des veines principales de la région par une tumeur. Il a vu dans ces cas persister l'hémorrhagie capillaire malgré la ligature des deux bouts artériels.

On trouve dans l'ouvrage de Roche et Samson (1) l'observation d'une hémorrhagie opiniâtre survenue après l'avulsion d'une dent. L'écoulement était entretenu par l'obstacle qu'apportait à la circulation une tumeur fongueuse qui remplissait la veine-cave supérieure et l'une des veines jugulaires.

Les liens circulaires des membres (phlébotomie), les contractions musculaires, attitudes vicieuses sont des causes du même ordre. M. Verneuil a rapporté le fait suivant : « Une femme avait perdu deux palettes de sang à la suite de l'incision d'un panaris anthracoïde du pouce. Tout le temps qu'avait duré l'hémorrhagie, le bras était resté dans la demi-abduction, suspendu à distance au-dessus d'une cuvette, l'avant-bras demi-fléchi, et tous les muscles en contraction fixe. Or, l'hémorrhagie s'arrêta d'elle-même quand on fit cesser la contraction musculaire. M. Verneuil fait remarquer que la compression des veines superficielles, cause de l'hémorrhagie, était obtenue ici par la tension de la bandelette aponévrotique du biceps (2).

L'effort en général, cause de la replétion du système veineux, provoque les hémorrhagies prolongées. Certaines conditions extérieures de température favorisent aussi ces dernières. La composition même du sang influe sur leur durée (diminution de la fibrine concrescible, de l'aptitude du sang à se coaguler par la répétition des hémorrhagies)... C'est probablement aussi à des altérations dans la composition chimique du sang, jointes aux modifications de la tension vasculaire qu'il faut rapporter la persistance des hémorrhagies dans certaines maladies « *de toute la substance* » (scorbut, pyrexies, maladies de la rate, etc.). On peut avancer à ce propos que « *les mêmes causes qui*

---

(1) Nouv. Elém. de pathologie médico-chirurgicale. 1833, t. ii.
(2) Gaz. hebdom 1862, p. 642

provoquent les hémorrhagies spontanées les entretiennent quand elles sont traumatiques. »

En terminant nous rappelons pour mémoire l'*hémophilie*, sur laquelle abondent tant de documents encore si peu satisfaisants (1).

En dehors des circonstances spéciales que nous venons de passer en revue, toute hémorrhagie primitive tend à l'hémostase spontanée. Etudions les procédés naturels qui réalisent cette dernière dans les différents cas. Nous avons à envisager successivement les blessures ou sections latérales ou incomplètes et les sections totales avec ceux bouts vasculaires ou avec un seul bout terminal. Il faut distinguer aussi ce qui se passe dans les veines, les capillaires, les artères.

Nous nous bornerons à résumer les travaux nombreux et les recherches que les auteurs ont consacrées à ce sujet, sans nous arrêter à un historique superflu ou bien à des théories surannées qui ont fait leur temps. Nous nous tiendrons aux faits acquis et susceptibles de nous éclairer ultérieurement sur le mécanisme des hémorrhagies secondaires.

§ II. — Les parties molles périvasculaires contribuent quelquefois immédiatement à mettre obstacle à la prolongation d'une hémorrhagie. Larrey signala jadis la destruction du parallélisme des tissus comme cause de la cessation des hémorrhagies primitives dans les blessures par armes à feu. C'est dans les hémorrhagies puerpérales que les organes et les tissus périvasculaires jouent un rôle important dans la suppression de l'écoulement sanguin. Avant l'accouchement, la double pression de l'œuf et de l'utérus contribue à aplatir et à déprimer les vaisseaux utéro-placentaires. La formation de caillots entre l'utérus et le placenta décollé sur une petite partie de son étendue, exerce une pression qui aide à retenir le sang dans ces vaisseaux surtout si l'énergie de la fluxion hémorrhagique s'est en

---

(1) Voir le Mém. de Grandidier. loc. cit.

même temps ralentie. — « Après l'expulsion du fœtus et
même pendant que cette expulsion s'opère, le tissu de l'u-
térus se rétractant revient peu à peu sur lui-même et, par
l'exercice de cette contractilité de tissu, diminue considérablement la cavité de l'organe, mais surtout aplatit les
vaisseaux qui rampent dans l'épaisseur de ses parois, les
oblitère plus ou moins complétement, y interrompt la circulation et s'oppose ainsi à ce que les vaisseaux utéropla-
centaires, déchirés par le décollement du placenta, ne soient
la source d'une hémorrhagie abondante (1). »

Des organes ou portions d'organes déplacés par le traumatisme viennent quelquefois comprimer une artère au-
dessus de sa blessure et arrêter l'écoulement sanguin
(compression par des esquilles osseuses). Enfin, des corps
étrangers entraînés dans la plaie par le traumatisme même
peuvent aussi obturer la blessure vasculaire et constituer
à un certain degré des agents d'hémostase provisoire. Cette
dernière est encore favorisée par la diminution dans l'effort latéral du sang, que cette diminution provienne d'un
ralentissement de la circulation par affaiblissement des
contractions cardiaques, par une syncope ou d'un amoin-
drissement du volume de l'ondée sanguine...

§ III. — Nous avons à examiner : 1° le rôle du sang ;
2° celui des parois vasculaires voisines de la plaie.

Il existe deux conditions physiques générales suivant
lesquelles, toutes les fois que le sang s'y trouve placé, la
coagulation de ce liquide doit presque nécessairement s'ensuivre, à savoir : le ralentissement, l'arrêt de la circulation et la soustraction du sang à l'influence des parois vasculaires vivantes. Après la mort, ces deux conditions
sont portées à leur summum. Pendant la vie elles se montrent à différents degrés comme causes prochaines et immédiates de toute coagulation spontanée, avec des modalités
dans l'exposition desquelles nous n'avons pas à entrer ici.
Elles sont aussi le résultat de toute plaie vasculaire. Le

---

(1) Cazeaux. loc. cit. p. 903.

sang qui s'engage à travers cette dernière subit dans son cours un ralentissement plus ou moins progressif ; il n'est plus en rapport avec une paroi vasculaire intacte , il se fouette pour ainsi dire aux bords de la blessure, aux inégalités de la membrane et de la gaîne celulleuses. Dès lors sont remplies les conditions mécaniques nécessaires de sa coagulation.

On admet que le caillot provient d'un dédoublement de la plasmine, en fibrine dissoute et en fibrine concrescible (Denys, de Commercy) ou bien d'après Smith (de Norfolk) qu'il est la manifestation de la matière fibrinogène dissoute dans le sang. Celle-ci en se combinant avec la globuline. deviendrait fibrine coagulée. Ranvier propose une interprétation fondée sur l'examen microscopique, qui ne laisse pas que d'être séduisante. Il aurait vu la fibrine se former par de longues fibrilles émanant de granulations primitivement contenues dans le sang comme d'autant de foyer de rayonnement. Dans les mailles des réseaux fibrineux ainsi constitués, les globules sanguins se trouveraient emprisonnés (1).

Quoi qu'il soit la coagulabilité du sang est d'abord proportionnelle à sa richesse en fibrine : c'est un fait d'observation incontesté.... Mais quelle participation active, directe revient, dans ce phénomène, aux parois vasculaires ? Celle que leur permet la mise en œuvre de leurs propriétés de tissu. Nous exposerons avec les détails nécessaires ce qui resssortit à ce rôle des membranes artérielles ou veineuses à propos de chacune des trois variétés de blessures, toutefois certaines généralités se placent ici naturellement. La contractilité d'une part, la rétractilité de l'autre, propriétés que les vaisseaux tiennent de leurs fibres élastiques et de leurs fibres musculaires de la vie organique, s'exercent immédiatement au pourtour de la plaie. Leur premier effet consiste à modifier et à déterminer la forme définitive de l'ouverture vasculaire. Elles influent en même temps et sur la rapidité avec laquelle se dépose le caillot et sur la con-

---

(1) Communication à la Société de Biologie, 1873.

figuration même de ce dernier. Plus tard elles participent
directement au travail de cicatrisation ou hémostase définitive par un processus irritatif et néoplasique aujourd'hui
bien étudié. Mais entrons sans plus tarder dans le détail des
grandes variétés.

A. BLESSURES LATÉRALES. — 1° *Piqûres*. L'hémostase
peut se faire par réunion immédiate sur toute l'épaisseur de
la paroi, ou seulement des lèvres de la tunique celluleuse.
Dans ce cas il y a au-dessous d'elles un thrombus limité,
puis, par l'intermédiaire d'une exsudation plastique et de
la résorption du thrombus, la cicatrisation s'achève entre
les couches profondes de la paroi. D'où une cicatrice latérale. Cette dernière atteint des dimensions et une importance bien plus grandes dans les cas suivants :

2° *Coupures*. Est-elle longitudinale? les lèvres de la solution de continuité ayant peu de tendance à s'écarter, l'hémostase est constituée par une série de phénomènes analogues aux précédents. — Les coupures *transversales* au
contraire sont peu favorables à l'hémostase spontanée. La
plaie tend à prendre une forme ovalaire. Il se fait un caillot,
d'abord en dehors du vaisseau, puis dans sa gaîne, puis il
arrive entre les bords de l'ouverture vasculaire, et enfin
dans l'intérieur même du vaisseau où il sera d'autant plus
saillant que la plaie sera plus large. Il offre alors les trois
portions décrites depuis J. L. Petit avec sa forme de clou.

Même mécanisme dans les veines avec cette particularité
que la portion intra-veineuse est souvent beaucoup plus
considérable que dans les artères. On doute encore de la
possibilité d'une cicatrisation immédiate sans interposition
d'un caillot. Weber l'admet sans démonstration évidente.
Nous reviendrons plus loin sur ce sujet.

En résumé quand le caillot n'est pas chassé par l'effort
latéral de l'ondée sanguine, il s'entoure d'une lymphe plastique qui l'agglutine à la paroi vasculaire, l'hémorrhagie est
arrêtée.

Si la plaie intéresse plus de la moitié ou des deux tiers
de la circonférence du vaisseau, les deux bouts s'écartent

par la rétraction du tissu. Cet écartement n'a souvent d'autre limite que la rupture de la portion de paroi respectée par l'instrument tranchant. La blessure latérale est alors transformée en une section totale. D'autres fois le chirurgien, pour obtenir l'hémostase, achève lui-même cette division du vaisseau.

B. HÉMOSTASE DANS LA SECTION TOTALE DES VAISSEAUX. — Il y a deux bouts et orifices ou un seul dans la plaie.

Les premières recherches et expériences de J. L. Petit, Jones, Manec, Béclard, Hunter, etc... ont été reprises, complétées et mieux interprétées dans les travaux plus récents de Notta (1851), Gayet (1858), Cocteau (1867); Monsieur le professeur Verneuil s'est occupé de cette question capitale. Dans une lettre chirurgicale adressée à M. le Dr Notta (1), il a signalé des points susceptibles de critique, lesquels jusqu'à aujourd'hui, étaient acceptés sans contrôle et il a mieux déterminé certaines dispositions des extrémités artérielles dans les sections totales.

Pour les veines nous rappellerons les travaux de Travers, Trousseau et Rigot, de Bouley et Renault, d'Amussat, de Weber et la thèse d'agrégation du Dr Nicaise, qui donne sur ce sujet l'état actuel de la science.

Enfin, les plus récentes investigations microscopiques n'ont pas peu contribué à éclairer les points autrefois les plus controversés de la question. C'est à toutes ces sources que nous avons puisé largement et avec fruit.

1° *Action des parois vasculaires*. C'est dans les plaies par arrachement, par tiraillement, dans certaines plaies contuses que leurs propriétés jouent le rôle le plus important. Et d'abord *l'extensibilité* de la tunique celluleuse « qui se file et forme un long tube dont la base se trouve au cœur et le sommet à la plaie, tube dans lequel le caillot se forme plus facilement encore qu'après la ligature » (Dupuytren). Aussi la distension de cette membrane, c'est-à-dire la longueur du tube celluleux sera proportionnelle,

---

(1) Gaz. hebdom. 1872, n° 8.

d'une part à la résistance des membranes, de l'autre à la traction subie par le vaisseau avant sa rupture. Anatomiquement, ce tube a pour limites d'un côté le bord même de la tunique celluleuse sectionnée; de l'autre le feston des tuniques interne et moyenne qui, aussitôt rompues, se sont rétractées, en vertu de leur élasticité, vers le cœur dans le bout central, vers le réseau capillaire dans le bout périphérique. La distance qui, la rupture une fois accomplie, sépare les niveaux réciproques de section de la tunique celluleuse et des tuniques internes, varie entre plusieurs millimètres et constitue précisément ce canal celluleux où nous verrons s'accumuler le sang dans les limites mêmes de l'extensibilité en largeur de la membrane externe.

Le bord des tuniques interne et moyenne situé plus haut offre une ligne légèrement froncée, quelquefois sans aucune trace de décollement ou bien au contraire saillant et rebroussé vers l'axe du vaisseau. Il peut même obturer complètement le calibre de ce dernier. La *contractilité* des parois vasculaires est alors entrée en jeu. Elle commence au niveau de la section de la tunique moyenne. Elle peut s'étendre sur une longueur de plusieurs millimètres. La rencontre d'une collatérale paraît avoir quelque influence sur sa propagation. La pression du sang n'y est pas non plus étrangère : en effet, la contraction vasculaire est généralement plus prononcée sur l'extrémité périphérique où la circulation se supprime tout d'abord. L'irritation traumatique et le contact de l'air sont une double cause de cette contraction, bien mise en relief par le professeur Verneuil. Il a vu, en dénudant les extrémités artérielles, leur contraction cylindrique remonter jusqu'à 15 et 20 millimètres à partir de la plaie. Tous les chirurgiens connaissent cette action de l'air sur les vaisseaux et l'utilisent comme agent d'hémostase. On peut dire par conséquent que plus une artère sera dénudée, plus loin se prolongera sa contraction cylindrique. Quant à sa durée, impossible de la déterminer même approximativement. On l'a vu persister encore vingt-et-une heures après la rupture vasculaire. Elle peut cesser plus ou moins tôt, elle peut même faire défaut et, dans le bout capillaire notamment, être remplacée par l'état opposé de dilatation. Brown Sequard (1), Moreau, Verneuil (2) ont cité des faits remarquables de paralysies vasculaires par lésions nerveuses.

Expérimentalement on peut faire cesser la contraction des vaisseaux par l'excitation énergique d'un gros tronc nerveux. Notre ami, M. Paul Redard, a bien voulu nous communiquer des observations fort intéressantes à cet égard. Elles ont été faites dans le Laboratoire de médecine du Collège de France que dirige M. le professeur Ch. Bernard. Voici comment il procédait. Ayant découvert l'artère principale d'un membre chez un chien, il passe au-dessous d'elle le manche d'un scalpel ; puis soulevant l'artère avec le bord tranchant, il la sectionne brusquement par un mouvement de traction, sorte d'arrachement qui laisse deux bouts dans la plaie. L'hémorrhagie ne tarde pas à s'arrêter spontanément, par les dispositions typiques que nous avons décrites. Voici le résumé de ses expériences principales.

EXPÉRIENCE 1. — L'artère fémorale d'un chien de taille moyenne est sectionnée par le procédé indiqué. A mesure qu'on excite modérément avec la pointe du scalpel les deux bouts artériels, on les voit devenir blanchâtres par le départ du sang fluide que chasse leur contraction péristaltique. Vient-on maintenant à exciter vivement une branche du nerf crural mise à nu. une dilatation subite remplace la contraction. Elle est surtout appréciable dans le bout périphérique qui laisse jaillir un flot de sang ; elle s'observe aussi dans le bout cardiaque ; mais là le caillot résiste.

EXPÉRIENCE II. — Mêmes manœuvres sur un autre chien. Dans le bout cardiaque un caillot de 7 millimètres appréciable par le toucher extérieur. L'excitation d'une branche du nerf crural pendant une minute et demie amène la dilatation du bout cardiaque jusqu'au voisinage de l'orifice et le

---

(1) Journ. de Physiologie, 1860, p. 518.
(2) Bull. Acad. de méd. 31 janv. 1872.

retour des battements. Le bout capillaire, comme dans l'expérience précédente se dilate immédiatement et laisse reparaître l'hémorrhagie.

EXPÉRIENCE III. — On écrase entre les mors d'une forte pince le tronc du nerf sciatique du même côté que l'artère fémorale sectionnée. Au bout de vingt minutes la température s'est élevée d'un demi-degré dans le *membre paralysé* et le sang coule en quantité notable du bout *cardiaque* de l'artère. Nous avons là réunies les conditions d'élévation de température et de paralysie vasculaire comme dans les expériences de Brown-Séquard et de Claude Bernard.

Plusieurs autres expériences semblables donnèrent des résultats analogues. Nous verrons plus tard le parti qu'on peut tirer de ces expériences dans l'interprétation de certaines hémorrhagies secondaires à différentes périodes.

Nous avons dit que la rencontre d'une collatérale pouvait arrêter la contraction artérielle, mais on a vu quelquefois au contraire cette dernière envahir une collatérale non éloignée et de petit calibre. Généralement les auteurs ont rapporté à la rétraction nombre de phénomènes qui appartiennent à la contraction. Le professeur Verneuil a, dans son article cité, rendu à celle-ci toute la part qui lui revient dans le mécanisme de l'hémostase spontanée. Voyons maintenant comment va se constituer le caillot dans une artère où la contraction cylindrique n'est pas allée jusqu'à empêcher l'abord du sang aux extrémités.

2° *Formation du caillot hémostatique dans les sections totales.* En examinant, après la mort, les extrémités d'une artère divisée, on constate trois régions faciles à reconnaître d'après les données précédentes : 1° région terminale renflée, constituée par la tunique celluleuse distendue; cette dernière est quelquefois tellement mince, qu'au premier abord le caillot qu'elle renferme semble être à nu; 2° région intermédiaire arrondie, en apparence pleine au toucher et répondant à la partie de l'artère contractée cylindriquement ; 3° région supérieure aplatie, en apparence vide. Vient-on maintenant à ouvrir l'artère avec précaution, on remarque que dans cette dernière région

actuellement libre, le sang devait circuler pendant la vie.
Les deux autres sont occupées par un caillot plus ou moins
prolongé, suivant les cas, en forme de clou ou de cham-
pignon dans la gaîne vasculaire et jusqu'entre les parties
molles périphériques. C'est ce caillot qui a le plus occupé
l'attention des observateurs.

Il peut d'abord offrir à son tour deux régions distinctes ;
l'une extravasculaire, dont l'histoire appartient surtout à
celle des plaies en général ; l'autre intravasculaire, et
celle-ci comprend même : 1º une portion renflée, située
dans le canal de la gaîne celluleuse ; 2º une portion rétré-
cie, renfermée dans la région contractée de l'artère. La
configuration, les caractères extérieurs de coloration, de
consistance, l'adhérence aux parois artérielles sont variables dans ces diverses parties. Avant de les indiquer, et
pour en comprendre le sens, nous devons décrire le mécanisme de la coagulation du sang.

Le Dr *Nicaise* (1) a parfaitement rendu compte du mode
de formation du caillot dans les sections totales des veines
avec écartement des deux bouts. Il est le même pour les
artères. Le sang, après avoir coulé pendant un certain
temps, rencontre les inégalités de la gaîne et du canal
formé par l'allongement variable de la tunique celluleuse, et le bord des tuniques internes sectionnées, et plus
ou moins contractées. Il se trouve pour ainsi dire placé
dans les conditions du sang extrait des vaisseaux et que
l'on bat pour en obtenir la fibrine. Celle-ci, en effet, se
dépose bientôt sur toutes ces surfaces inégales, englobant
quelques hématies dans ses mailles. Peu à peu se trouve
ainsi constitué un *caillot fibrineux* (caillot *sanguin externe* de Jones), de l'ordre de ceux que le professeur Broca
appelle *caillots actifs*. C'est lui qui forme le véritable bou-
chon hémostatique. Il se prolonge à peine dans l'intérieur
de l'artère, à partir de la section des membranes internes
il sera donc d'autant plus volumineux et plus solide que la
rétraction de ces dernières aura été plus énergique, et

____

(1) Loc. cit. p. 36 et suiv.

aidée surtout par l'extensibilité et la distension de la celluleuse. C'est pourquoi il acquiert de si grandes dimensions
dans les plaies par arrachement, par traction, où ces conditions sont portées au plus haut degré. Par son extrémité
externe, ce caillot se continue quelquefois avec un autre
formé dans la plaie. Si l'écartement des deux bouts n'est pas
trop prononcé et que les deux bouts soient symétriques, la
même disposition peut exister et sur l'un et sur l'autre. Le
caillot comblera l'intervalle qui les sépare.

En général, c'est dans le *bout cardiaque* que se développe
le mieux le caillot en question. Sur l'extrémité intra-vasculaire du caillot fibrineux, le sang, arrêté dans son parcours, se coagule encore jusqu'à une certaine hauteur par
le mécanisme des caillots dits *passifs*. En effet, cette portion offre un aspect *cruorique*. Il est d'ordinaire moins
consistant et plus coloré que le caillot actif ou fibrineux. Il
n'adhère pas tout d'abord aux parois vasculaires (caillot
sanguin interne de Jones). Il est aussi moins volumineux
en diamètre que l'autre, car il est compris dans la portion
du tube artériel contractée cylindriquement. Toutefois, il
peut remonter au-dessus et reprendre un plus grand volume.
Le défaut d'adhésion primitive de ce caillot aux parois en
fait un agent d'hémostase moins puissant que le caillot
fibrineux. Quand on ouvre l'artère après quelques heures,
on trouve qu'il a pris des dispositions très-diverses. Tantôt
il occupe tout le calibre du vaisseau, tantôt il se termine
par une extrémité libre plus ou moins grêle, flottante ou
accolée aux parois; tantôt il ne dépasse pas la première
collatérale, quelquefois il pénètre dans cette dernière.
ainsi que Notta, Gayet, le professeur Verneuil en ont rapporté des exemples.

A quelle hauteur, et par quel mécanisme se délimite le
caillot cruorique? Sans doute, la rencontre d'une collatérale importante, l'arrête souvent; mais cette interprétation
acceptée depuis le travail de Notta, ne satisfait pas à tous
les cas. Le professeur Verneuil a prouvé qu'on n'avait pas
assez tenu compte à cet égard de la contraction des bouts
artériels. Cette dernière, en effet, peut rétrécir la lumière

du vaisseau jusqu'à l'effacement complet, et le caillot fait
alors nécessairement défaut; elle peut diminuer seulement
d'un tiers, d'un quart, de la moitié, le calibre de l'artère ;
le caillot prendra toujours un volume proportionnel. De
même la longueur du caillot suivra tout d'abord celle de la
portion de paroi contractée... plus tard, si l'artère revient
à ses dimensions normales par la détente de la contraction,
il peut se faire un intervalle entre ses parois et le caillot
cruorique : la forme et les dimensions de celui-ci sont alors
soumises à des modifications d'un autre ordre que nous
étudierons plus loin.

Toutefois la pression de l'ondée sanguine, joue également son rôle dans l'établissement du caillot cruorique.
Elle lutte contre la contractilité artérielle et trop souvent
même avec avantage dans les grosses artères. Aussi peut-
on avancer que le caillot résulte du conflit élevé entre la
tension du sang et la contraction de l'artère. Cela est si vrai
que celle-ci arrive aux dernières limites quand toute circulation se supprime dès l'abord dans l'extrémité vasculaire.

Ainsi dans le *bout capillaire ou périphérique* des
artères divisées. Leur cavité est alors tout à fait effacée
par le rapprochement concentrique de la paroi; les orifices devenus punctiformes, ne sont point obturés par un
caillot. Nous utiliserons cette donnée à propos de l'étiologie des hémorrhagies secondaires précoces. Quelquefois,
cependant, un petit caillot noirâtre de faible dimension présente à l'orifice du bout capillaire, une disposition semblable à celui du bout cardiaque : seulement son extrémité
intra-vasculaire n'est en rapport avec aucun coagulum
cruarique.

Pour les veines, mêmes phénomènes. Nous n'avons qu'à
transporter au bout capillaire ce que nous avons attribué
au bout cardiaque dans les artères, *et vice-versa*. Tenons
compte cependant, de l'absence de valvules. Lorsqu'elle se
remontre, le bout cardiaque des veines donne des hémorrhagies qui nécessitent le même mécanisme hémostatique
que dans le bout capillaire.

En résumé, l'hémostase spontanée se fait avec ou sans

caillot. Le caillot manque le plus souvent dans les piqûres et dans les plaies longitudinales. Il existe presque nécessairement dans les blessures transversales et dans les sections totales. Il présente alors trois régions distinctes : 1° *extra-vasculaire;* 2° *intra-pariétale,* formant ensemble caillot actif, fibreux, sanguin externe de Jones; 3° *intra-vasculaire,* non adhérents primitivement, caillot passif, cruorique, sanguin interne de Jones.

Le caillot peut être absent dans le bout capillaire; les parois vasculaires de leur côté, se mettent de la partie : extension et distension de la tunique celluleuse, rétraction et contraction cylindrique des tuniques internes.....

Un mot, maintenant, sur les cas où un mode particulier du traumatisme vient changer un peu les phénomènes que nous avons indiqués. Je veux parler de l'écrasement des vaisseaux dans lesquels on voit une section artérielle totale n'être suivie d'aucune hémorrhagie. Il y a toujours là un certain degré d'allongement et de torsion de la tunique celluleuse; les membranes internes sont décollées, et, par le rebroussement de leur bord libre obturent mécaniquement la lumière du vaisseau. Le phénomène important de cette véritable *hémostase préventive* est l'accollement immédiat des parois entre elles par compression; s'il se forme en pareil cas un caillot, il ne peut qu'être intra-vasculaire et cruorique..... Nous verrons plus loin comment la chirurgie a su tirer parti de tels accidents et les imiter dans un but directement hémostatique.

Tels sont les phénomènes primitifs et immédiats de l'hémostase spontanée provisoire. Ils doivent conserver entre eux un rapport nécessaire et suffisant ou se suppléer l'un l'autre en cas de défaut. Viennent à manquer les premières phases de ce travail hémostatique. le chirurgien aura à secourir la nature. En d'autres termes, il devra. en présence de toute plaie ou de tout traumatisme accompagné d'hémorrhagie, être attentif aux causes qui empêchent l'hémostase naturelle. les reconnaître, les écarter, en triompher par un des procédés nombreux de l'hémostatique chirurgicale !

CHAPITRE III

Des conditions anatomo-physiologiques de l'hémostase chirurgicale.

> « Un sentiment naturel attache à l'idée
> » de perdre son sang une terreur machinale
> » dont l'enfant qui commence à parler et
> » l'homme le plus 'décidé sont également
> » susceptibles..... Il n'est donc pas éton-
> » nant que l'art se soit raidi contre ce
> » danger et qu'on ait cherché différents
> » moyens d'arrêter les hémorrhagies. »
> (Morand, Acad. de Chirurg. t. ii, p. 220,
> 1769).

Il ne saurait entrer dans notre plan d'exposer tous ces procédés avec les détails et la critique nécessaires : un gros volume tout entier suffirait à peine à une telle tâche. Néanmoins nous croyons utile d'en rapporter la nomenclature méthodique. Nous comprendrons mieux par la suite comment chacune des méthodes, chacun des procédés d'hémostase chirurgicale remplit toute l'étendue de son rôle; et partant par quels défauts il peut devenir insuffisant et permettre l'apparition des hémorrhagies secondaires.

L'hémostatique chirurgicale cherche à remplacer ou à seconder les actes qui manquent dans le processus naturel. Ainsi supplée-t-elle à l'absence du caillot fibrineux par l'opposition d'un corps qui en fait l'office (fil à ligature) ou cherche-t-elle à en favoriser la production (compression directe de la plaie), — ou bien encore s'occupe-t-elle d'assurer et de rendre permanent le rapprochement des parois, soit par accollement direct (écrasement, cautérisation), soit par contraction et rétraction énergiques (astringents, styptiques, excitateurs généraux de la fibre vasculaire).

Les moyens varient donc suivant un grand nombre de circonstances : volume et nature du vaisseau blessé ; forme et dimensions de l'ouverture vasculaire, conditions générales de la circulation, etc., etc.....

Au point de vue anatomophysiologique, on distinguera les méthodes d'après leur mode d'action : 1° Elles tendent directement à augmenter la plasticité du sang et son aptitude à se coaguler ; 2° Elles favorisent mécaniquement cette coagulation par le ralentissement du cours du sang, pouvant aller jusqu'à l'arrêt complet ; 3° Elles empêchent l'arrivée du sang liquide jusqu'à l'ouverture vasculaire ; 4° Elles appliquent au niveau de l'ouverture vasculaire un obstacle à l'issue du sang qui se coagule ensuite.

Au point de vue opératoire il y a lieu de distinguer : *A*. Les méthodes qui s'adressent au système circulatoire général ou *moyens médicaux; B*. Celles qui s'appliquent directement aux vaisseaux, ou *moyens chirurgicaux ;* soit *médiatement* en obturant la plaie des tissus péri-vasculaires ou l'espace destiné à recevoir le sang ; soit *immédiatement*, à une certaine distance de l'ouverture du vaisseau, ou au niveau même de cette dernière. Nous ne nous occuperons pas des moyens médicaux : en réalité ils n'agissent qu'en excitant les propriétés physiologiques du sang et des parois vasculaires (1).

Il en est presque de même encore des moyens chirurgicaux où l'on n'intéresse pas directement les extrémités vasculaires. Telle est la *compression*, à distance de la plaie. sur le trajet des vaisseaux, compression, digitale. mécanique, etc., etc.

M. Chassaignac rapporte qu'il fit cesser une hémorrhagie rebelle à la suite de l'extraction d'une grosse molaire en maintenant le bras du même coté pendant une demi-heure dans la position élevée. Divers moyens avaient été essayés sans succès.... Nous trouvons un autre exemple

---

(1) Voir dans l'*Union médicale*, n° du 28 août 1873 une note du Dr Kersch sur l'emploi thérapeutique et physiologique du seigle ergoté ; laquelle démontre que cet agent fait contracter énergiquement les artères pourvues de fibres musculaires organiques.

d'hémorrhagie dentaire (1) prolongée où la compression digitale de la carotide primitive exercée pendant quatre heures réussit pleinement. C'était chez une dame de 78 ans, d'une constitution délicate, mais non sujette aux hémorrhagies ; les astringents (perchlorure de fer) combinés avec la compression locale (boulette de coton) n'avaient d'abord pu empêcher l'hémorrhagie de se prolonger pendant six heures (2). D'autres fois on a eu recours à la compression de la gencive avec les doigts. *Embling* cite un cas où l'on dut maintenir cette compression pendant quatre heures (3).

La compression digitale n'est peut-être pas employée aussi souvent que le mérite l'efficacité habituelle de ce procédé dans les hémorrhagies traumatiques primitives et consécutives. C'est un point sur lequel a fort bien insisté M. Boinet (4). Il cite avec ses propres observations des faits empruntés à Jameson (1838) et à Marjolin. Dans un cas publié par ce dernier chirurgien ; « il s'agissait d'une hémorrhagie survenue à la suite de l'opération de la taille. Comme elle était très-rebelle, qu'aucun des moyens journellement employés, même le perchlorure de fer, n'avait pu l'arrêter, M. Marjolin introduisit un doigt dans le rectum, circonscrivit la plaie comme dans un anneau, et exerça pendant cinq quarts d'heure une compression sur les parties ; l'enfant a guéri. *(Bulletin de la Société de chirurgie, 1864)*. »

L'idée qu'il y avait utilité à employer pour arrêter les hémorrhagies, les procédés les plus simples , qui facilitassent le travail hémostatique en provoquant les forces de la nature, cette idée, dis-je, a produit l'invention d'un grand nombre de procédés où l'on évite de laisser des corps étrangers en contact avec la paroi vasculaire.

Voici d'abord la *flexion forcée* tant vantée par Malgaigne dans les cas de piqûre de l'artère humérale au pli du coude.

___

(1) Mém. sur les hémorrhagies dans les cavités muqueuses; Arch. gén. de méd. 1851, p. 311.
(2) Guipon, Gaz. heddom. 1865, p. 93.
(3) Gaz. méd. 1844.
(4) Gaz. des hôpitaux n⁰ˢ des 10 et 21 août 1869.

Léon Tripier (1) a démontré l'erreur de Malgaigne qui
attribuait à la seul flexion de l'artère, la suppression de
l'hémorrhagie, — « La flexion, dit-il, fût-elle complète, si
le biceps n'entre pas en contraction, le pouls persistera
dans la radiale. » C'est le biceps qui comprime l'artère au
point d'en effacer le calibre. Cela est si vrai que l'extension
forcée du biceps chez les gens bien musclés suffit à produire l'arrêt du pouls radial par la compression énergique
de l'artère humérale saisie entre les muscles biceps et bra-
chial antérieur. M. Tripier conclut avec raison au rejet de
la flexion forcée comme moyen hémostatique général, » car
il n'est applicable que temporairement chez certaines
gens, et il expose les autres, certainement en plus grand
nombre, à une hémorrhagie secondaire qui peut devenir
mortelle. »

Certains procédés tiennent une sorte de milieu entre
ceux où l'on ne se sert d'aucun corps étranger et ceux où
l'on s'attaque directement à la paroi vasculaire. Telle est
l'*acupressure* imaginée en 1851, sous le nom de *suture
entortillée* par le professeur *Rizzoli*, de Bologne. Après
lui, *Simpson*, d'Edimbourg, créa le mot acupressure et
appliqua le procédé aux hémorrhagies artérielles (2).

La clinique chirurgicale de Rizzoli est toute favorable à
son emploi — « Toutes les fois, dit l'auteur, que j'ai eu
affaire à des plaies artérielles, j'ai obtenu la guérison, à
l'exception pourtant de la section de la sous-clavière au
point que j'avais lié, et où l'acupressure ne servit qu'à
arrêter l'hémorrhagie sans empêcher la mort (3). » L'utilité de l'acupressure est bien évidente dans certains cas de
rétraction des bouts, et quand la blessure occupe une région
incapable de supporter une compression. Ainsi, Rizzoli
l'employa pour arrêter une hémorrhagie provenant d'une
blessure de la linguale à la région sus-hyoïdienne. La ré-

---

(1) Note sur la flexion forcée de l'avant-bras, sur le bras comme moyen
d'hémostase, son mécanisme et son insuffisance, par Léon Tripier, Gaz.
hebdom. 30 avril 1869.

(2) De l'acupressure, nouv. moyen d'arrêter les hémorrhagies. Journal
méd. d'Edinburg, février 1860.

(3) Traduction française du Dr Andreini, p. 50, 1872.

traction des bouts rendait toute ligature impossible. La blessure avait quatre centimètres de longueur sur deux et demi de profondeur. L'hémorrhagie était abondante avec menace de syncope. « Je saisis, dit l'auteur, un gros pli de tissus dans lequel l'artère était comprise. Je traversai la base de ce pli avec une forte aiguille sur laquelle j'entortillai un fil en huit de chiffres » (obs. 12, p. 18, loc, cit.) Rizzoli l'employa également avec avantage sur les grosses artères.

On peut dire que l'acupressure dérive de la suture entortillée telle que les vétérinaires la pratiquaient sur les animaux après la saignée. Vers le milieu du xviiie siècle, *Lambert* l'appliqua par imitation aux blessures artérielles. *Asmann* démontra plus tard qu'elle oblitérait les artères et on l'abandonna. Rizzoli rapporte un fait d'hémorrhagie grave par section de l'artère temporale chez un homme frappé d'apoplexie. On fit la suture entortillée des lèvres de la plaie sans comprendre l'artère. L'hémorrhagie s'arrêta ; il y eut guérison, et l'on put constater que l'artère était restée permanente (1).

Les dispositions anatomiques que détermine l'acupressure pour établir l'hémostase, ont été étudiées par le *docteur Teodor Kocher* (2). Ses observations ont trait à l'homme et aux animaux. Dans un premier cas sur l'artère brachiale « où l'aiguille était encore en place vingt-deux heures après l'opération, il trouva les modifications suivantes : épaississement de la paroi, oblitération du vaisseau. L'aiguille enlevée, l'occlusion persista ; l'adhérence des parois était suffisante pour s'opposer à la pression du sang. *Absence complète de caillot.* — Dans un second cas, sur une artère fémorale profonde, quatorze jours après l'opération ; épaississement des parois vasculaires au voisinage de la section, occlusion par accollement de ces dernières et rétrécissement de la moitié du calibre. Un thrombus au niveau de ce rétrécissement. — Troisième fait. Dix-neuf jours après l'o-

---

(1) Loc. cit. p. 58.
(2) Gaz. hebdom. 8 avril 1870, p. 223.

pération sur une artère hunérale, occlusion complète, thrombus résistant, toujours sans déchirure de la tunique interne. Le même auteur a observé des déchirures multiples de cette dernière dans ses expériences sur les animaux.

Arrivons maintenant aux méthodes qui s'attaquent immédiatement aux parois vasculaires. *Ecrasement linéaire, cautérisation, torsion, renversement, ligature.* Nous n'avons pas à établir ici les indications ou le manuel opératoire, mais seulement le mode d'action de ces méthodes.

a. *Action hémostatique de l'écraseur linéaire.* « Dans une
» série d'expériences sur les animaux, M. Chassaigne a
» démontré que les tuniques internes les premières divi-
» sées par la distension se plissent et se refoulent vers le
» cœur... Dans le plus grand nombre des cas, dit-il, il est
» impossible à un adulte vigoureux et quels que soient ses
» efforts d'insufflation, de vaincre cette adhésion toute mé-
» canique. Les veines et les lymphatiques se ferment par
» un mécanisme analogue ou par le moyen du tissu écrasé
» de la surface de la plaie, qui offre un obstacle mécanique
» à la manière d'une soupape à l'air, qui tend à pénétrer
» et au sang prêt à jaillir..... Le plissement et la rétrac-
» tion de la tunique interne et de la moyenne, sont d'au-
» tant plus constants et libres de se produire, qu'ils ne sont
» pas empêchés par le flux sanguin. En effet, la compres-
» sion exercée par la chaîne et la distension produite sur
» une certaine étendue au-delà des parties qu'elle étreint,
» ont intercepté la circulation. Ainsi se trouve favorisée la
» formation des caillots obturateurs. Trois actes contri-
» buent à l'hémostase dans l'écrasement linéaire : arra-
» chement, torsion, ligature. »

b. *Action hémostatique du cautère galvanique* (galvano caustie). « La vraie solution du problème, dit *M. Eugène*
» *Bœckel* (1), consiste à aplatir l'artère par un mode de
» compression quelconque à l'endroit où elle doit être di-

---

(1) De la Galvano-caustie thermique, par le Dr E. Bœckel, Strasbourg, 1873, p. 34 et suiv.

» visée par le cautère. L'eschare produite au moment de la
» section agglutine les parois artérielles et constitue
» l'agent principal de l'hémostasie, agent très-efficace
» même pour de grosses artères... Si, de l'aveu de tous
» les opérateurs, l'anse de platine chauffée seulement au
» rouge brun, donne moins de risques d'hémorrhagie, ce
« n'est pas tant parce qu'elle coupe plus lentement que
» parce qu'elle nécessite une constriction plus énergique
» pour diviser les tissus. Cette constriction comprime les
» vaisseaux avant que le couteau ne les entame. » Dans
des expériences sur les grosses artères des animaux (cru-
rales et carotides du chien), on voit les extrémités vasculaires remplies par un caillot rouge, mou, s'étendant à près
d'un centimètre. En introduisant un stylet dans l'artère et
en le poussant vers l'extrémité divisée, on soulève le cul-
de-sac vasculaire sans le perforer. Il faut une force relativement grande pour séparer les parois artérielles agglutinées par l'eschare. L'auteur rapporte trente-deux observations de tumeurs diverses et des plus vasculaires en-
levées par le cautère galvanique. Une seule fois il y eut
hémorrhagie secondaire. (Observation XII).

Ainsi, même dans la cautérisation, la condition essentielle et primordiale de l'hémostase serait analogue à celle de
l'écrasement linéaire. La coagulation du sang par la chaleur vient en outre s'ajouter à l'accollement immédiat des
membranes sectionnées.

Ajoutons un autre produit de toute cautérisation, susceptible de jouer ultérieurement un rôle fâcheux, l'escharification immédiate plus ou moins étendue des extrémités
vasculaires.

C. Action hémostatique de la torsion. — On en trouve
la première mention dans Galien : « Si vas undè profluitur
» altè sit demissum, certius ipsius tùm positum intelligat,
» tùm etiam magnitudinem, prœterea vena ne sit an arte-
» ria. Post hœc injecto unco attollat, ac modice intor-
» queat (1). »

---

(1) De locis affectis lib. I, cap. I.

Complètement oubliée depuis l'antiquité, elle fut remise en faveur par Amussat. Velpeau l'employa avec succès dans des amputations de l'avant-bras et de la cuisse (1). *Schrader* (de Hambourg), la préfère à la ligature. D'après lui, elle arrêterait plus sûrement l'hémorrhagie et permettrait la réunion immédiate des bords de la plaie. C'est la membrane externe qui s'applique sur l'orifice des vaisseaux et le bouche exactement.

Les deux autres membranes rompues plus haut se crispent et contribuent à arrêter le cours du sang. Un caillot se forme et adhère aux parois par une lymphe plastique. Ainsi tordu, le vaisseau se décolore et se durcit...

Modifiée dans son procédé opératoire, la torsion est généralement employée à l'hôpital de Hambourg dans les grandes opérations. A l'autopsie on trouva plusieurs fois les artères bien bouchées.

Les veines tordues étaient souvent enflammées et remplies de pus. *W. Mac-Cormac* n'emploierait toujours que la torsion même après les amputations de cuisse et jamais il n'aurait observé d'hémorrhagie secondaire imputable à ce procédé. La torsion a aussi été employée par M. le docteur Tillaux sur une grande échelle. On trouve dans le mémoire d'Hervey (2) quatre observations où la torsion fut pratiquée deux fois dans une amputation de cuisse, une fois dans une amputation de jambe au tiers inférieur et une autre dans une amputation de l'avant-bras. Jamais il n'y eut d'hémorrhagie secondaire ; cependant le dernier malade mourut d'infection purulente.

Enfin, d'après *Fricke* (3) la torsion pratiquée sur les artères ossifiées serait un moyen hémostatique beaucoup plus certain que la ligature.

Le *Renversement* que nous mettons à la suite de la torsion a été appliqué par *Theden* sur l'artère intercostale,

---

(1) Recherches sur la cessation spontanée des hémorrhagies traumatiques primitives et sur les moyens qui, dans certains cas, pourraient servir de succédanées à la ligature. (Jour. hebd. de méd. 1830, t. i, p. 144 et 148).

(2) Mém. sur les Pansements à l'Ovate ; Arch. gén. de med. 1872, p. 608. Observ. 56, 57, 58, 59.

(3) Zeitschrift fur die Gesammte medecin 1837, t. ii.

par *Ledran* sur la totalité du cordon après castration, par *Velpeau* (1) sur des artères thoraciques après ablation du sein.

Son mode d'action est facile à comprendre, le renversement est accompagné d'un certain degré d'allongement et de compression de l'artère renversée : cette manœuvre produit nécessairement la rupture des membranes internes et l'accollement des parois, ce qui favorise la formation d'un caillot cruorique.

D. — Action hémostatique de la ligature. — La ligature est pratiquée dans la continuité ou aux extrémités libres d'un vaisseau. Le lien, ordinairement un fil, est appliqué avec ou sans interposition d'un corps étranger. La ligature est destinée à mettre fin à une hémorrhagie primitive ou à la *prévenir* dans certaines opérations, ou encore à arrêter le développement de certaines tumeurs vasculaires.

Avec *Cocteau* (2), nous diviserons les phénomènes qui suivent l'application d'une ligature en trois périodes : 1° Phénomènes primitifs immédiats ou section des membranes internes avec rebroussement dans l'intérieur du vaisseau ; 2° formation du caillot ; 3° phénomènes de réaction organique (d'ordre vital) du côté des membranes vasculaires et des parties voisines. Les deux premières périodes doivent seules nous occuper ici ; la troisième trouvera sa place dans le chapitre suivant.

Quand on étreint modérément par une anse de fil les parois vasculaires, on lutte contre la résistance physique et physiologique de ces membranes. L'élasticité et la cohésion des tuniques internes sont bientôt vaincues et celles-ci, rompues sur le pourtour du vaisseau (Desault, Jonès, Pécot, Manec, etc.). Les bords s'écartent réciproquement du niveau de la ligature, en se rebroussant plus ou moins suivant le degré de décollement concomittant : elles peuvent arriver ainsi à obturer la lumière du vaisseau. Au contraire, la tunique celluleuse, grâce à sa structure et à son exten-

---

(1) Loc. cit.
(2) Cocteau. Des altérations des artères après la ligature, 1867.

sibilité résiste à l'étreinte du fil et se rassemble dans l'anse. Les phénomènes sont les mêmes quand la ligature s'applique sur le bout isolé d'une artère divisée en travers. — Ainsi disposées, les membranes internes en se rapprochant forment comme un mamelon irrégulier qui occupe le sommet d'un cône creux dont la base est tournée vers la partie libre de l'artère, et sur laquelle se dépose bientôt le caillot. La pression du fil maintient cette disposition et fait obstacle à l'effort de l'ondée sanguine.

Il résulte de ces faits que la première condition de succès, pour une ligature, c'est l'intégrité de la tunique celluleuse. Il faut qu'elle possède un certain degré de vitalité et d'extensibilité physiologique. Aussi la ligature peut-elle encore réussir quand on l'applique sur des artères athéromateuses, à la condition qu'il n'y ait pas en même temps périartérite. C'est que la lésion est bornée aux parties profondes de la paroi. Cocteau a rassemblé plusieurs observations avec autopsie, où l'on avait lié sans accident de grosses artères affectées d'athérome. Ces faits sont empruntés à Notta, Nicaise, Désormanx, Broca.

De même des artères qui traversent un foyer d'inflammation ou de suppuration peuvent supporter la ligature, si l'altération n'a pas attaqué la gaîne et la tunique celluleuse, s'il n'y a pas périartérite. Mais il ne faut pas nier sous une forme absolue, la sécabilité des artères enflammées. Dupuytren ne se trompait pas en redoutant ce danger ; et Nélaton a éclairé la chirurgie en démontrant que les artères placées dans de pareilles conditions, ne s'enflamment que rarement. Depuis les expériences de Courtin, on sait que leur préservation est due à la présence de la gaîne celluleuse qui les protége : celle-ci vient-elle au contraire à s'enflammer, à disparaître, il y a de grandes chances pour la mortification de l'artère même. Nous nous arrêterons plus loin sur ces faits à propos des hémorrhagies secondaires. Nous avons parlé de contraction cylindrique au-dessus et au-dessous de la ligature. Bien que la démonstration immédiate et directe de ce fait nous manque encore, il est cependant rendu probable par les dispositions du caillot que nous allons maintenant rapidement examiner,

Ainsi que Gayet l'a vu dans ses expérieñces, *Nolta* et *Choyau*, cité par Cocteau (1), dans quelques autopsies, la formation du caillot n'est pas absolument nécessaire, il faut tenir compte alors du voisinage du cœur, du volume de l'artère, de la rapidité du courant sanguin ; mais c'est là un fait exceptionnel. — L'arrêt de la circulation et les inégalités des bords des tuniques sectionnées et refoulées appellent bientôt la coagulation du sang. La rapidité est variable avec laquelle se forme le caillot. Gayet a vu un caillot de 7 centimètres deux heures après la ligature. Dans le segment périphérique d'une artère liée dans sa continuité, le coagulum n'apparait qu'à partir du moment où la circulation collatérale y ramène le sang. Nous rappellerons que le diamètre du caillot, qu'on trouve souvent inférieur au calibre total du vaisseau, et son intime contact avec la paroi, sans adhérence, sans interposition du sang fluide peuvent faire admettre que la cavité contenante s'est adaptée aux dimensions du contenu » (Verneuil); ce qui démontrerait un certain degré de contraction des parois artérielles.

Dans l'hémostase spontanée le caillot externe, *fibrineux*, fait l'office du fil à ligature. Dans la ligature, le caillot toujours interne, n'est d'abord adhérent que par sa base. Amussat et Malgaigne ont beaucoup insisté sur l'adhésion qu'il contracte dès les premières heures avec la membrane celluleuse. Dans certains cas, en effet, on peut retrouver encore les trois régions du caillot . *intra celluleuse, intra pariétale, intra-vasculaire*. D'autres fois il n'existe aucun caillot entre le cul-de-sac des membranes internes refoulées et l'anse de la ligature. Enfin, si même les bords des tuniques internes se trouvent affrontés de manière à permettre une réunion immédiate. il n'y aura qu'un caillot intra-vasculaire, purement cruorique, sans aucune adhérence, sans utilité réelle au point de vue de l'hémostase.

____

(1) Loc. cit. p. 23.

Key, cité par Gayet (1), a observé un cas remarquable par l'existence de cette disposition.

On a fait des ligatures latérales des grosses veines. Repoussées par Malgaigne et Nélaton, elles ne sont plus guère mises en usage aujourd'hui. Toutefois elles ne peuvent être complètement jugées chez l'homme (2).

Nous aurions à ajouter quelques mots sur les ligatures médiates. Elles sont généralement peu employées. Pour nous leur seule indication peut-être serait le cas où la tunique celluleuse serait devenue friable par la perte de son extensibilité et de sa structure normale; ou bien ceux où la rigidité morbide (calcification, athérome) des tuniques internes nécessiterait un effort de constriction capable de couper d'emblée les trois tuniques (3). En pareil cas, nous donnerions autant que possible la préférence à l'acupressure.

Dans l'appréciation de ces diverses méthodes d'hémostase chirurgicale, une distinction des plus importantes nous reste à faire. Tantôt l'agent hémostatique s'adresse directement et isolément au vaisseau blessé (renversement, torsion, ligature); tantôt il s'applique en même temps et tout d'abord sur une masse plus ou moins épaisse de tissus périvasculaires (cautérisations diverses, écrasement linéaire). Les agents du premier groupe sont franchement *hémostatiques*; ceux du second groupe ont pour but d'obtenir une hémostase *préventive* et pratiquent en réalité la *diérèse hémostatique*. En même temps qu'ils divisent un certain nombre de vaisseaux, ils oblitèrent l'ouverture faite à ceux-ci avant toute hémorrhagie, et c'est précisément là le but qu'on se propose en les employant. Or, pour bien

---

(1) Gayet, thèse, p. 47.

(2) Voir Nicaisé, loc. cit. p. 110.

(3) Signalons un procédé naguère imaginé par le Dr Fleet-Speir, chirurgien de Brooklyn-city-hospital et pratiqué à l'aide d'un appareil spécial le *Constricteur des artères*. L'effet de cet instrument serait de produire la rupture des tuniques interne et moyenne, puis leur contraction et leur rétraction. La tunique externe est attirée et froncée au-dessous d'elles, ce qui amène une invagination solide de ces dernières (torsion et renversement combinés). Nous demandons de plus nombreuses applications de la part de l'auteur. Pour plus de détails, voir Gaz. hebdom. 1871, 13 oct. p. 589.

comprendre le rôle de ces agents il faut, ce me semble, considérer aussi leur action sur les tissus périphériques qu'ils étreignent avant d'atteindre les vaisseaux. Ils les sectionnent aussi par écrasement, par compression, accollement, aidé d'un certain degré de traction par la chaîne de l'écraseur, d'escharification par l'anse galvanique. Ce tassement des tissus périvasculaires sera d'autant plus prononcé qu'il se rencontrera dans la masse une quantité plus considérable de tissu conjonctif extensible et susceptible de s'agglutiner comme celui de la tunique externe des vaisseaux. Or, il paraîtra de toute évidence que cette disposition de l'atmosphère histologique, en comprimant les vaisseaux, y soutient l'énergie et la durée de l'hémostase.

On peut, en effet, se demander si les mêmes procédés atteindraient leur but en s'appliquant directement aux vaisseaux isolés. Si l'on pouvait étreindre dans une chaîne d'écraseur ou dans une anse galvanique une extrémité artérielle séparée de tout tissu hétérogène, y produirait-on une hémostase durable, c'est-à-dire capable de résister à la pression de la colonne sanguine une fois que celle-ci aurait vaincu la rétraction des parois ? Rappelons d'abord que les arrachements de membres sont quelquefois suivis d'hémorrhagies primitives mortelles si la tension et la distension de la tunique et de la gaine celluleuse n'occupent pas une longueur suffisante. M. le professeur agrégé Lannelongue a fait sur les animaux vivants quelques expériences confirmatives de ces assertions (1). Après avoir isolé l'extrémité cardiaque d'une grosse artère, il la saisit entre les mors plats et larges d'une pince vigoureuse. La pression est assez forte pour sectionner les tuniques interne et moyenne qui se rétractent et s'invaginent en cul-de-sac. En même temps la tunique externe est réduite à la minceur la plus extrême, et ses parois sont agglutinées et confondues ensemble. Au bout de peu de temps, les choses étant abandonnées à elles-mêmes, on voit la colonne san-

____

(1) Communication orale.

guine triompher de la résistance du cul-de-sac interne et de l'accollement intime de la membrane celluleuse. L'hémorrhagie reparait...

En un mot, dans l'application des diérétiques hémostatiques, les tissus péri-vasculaires concourent à maintenir l'hémostase. Leur rôle y est analogue à celui qu'ils remplissent par d'autres procédés : acupressure, compression, etc. Ces considérations nous portent à penser que le moyen le plus efficace sera celui où se trouveront portées à leur maximum d'action physiologique les dispositions décrites plus haut avec tant de détails, d'une part autour du vaisseau, d'autre part dans le vaisseau lui-même...

Nous avons exposé dans trois chapitres les conditions anatomo-physiologiques essentielles : 1° des hémorrhagies traumatiques primitives, c'est-à-dire de l'ouverture vasculaire ; 2° de l'hémostase spontanée provisoire ; 3° de l'hémostase chirurgicale.

Il nous reste à poursuivre cette étude, à examiner les divers processus par lesquels l'hémostase, de provisoire devient définitive. C'est alors que nous pourrons nous arrêter avec fruit sur les causes et sur le mécanisme des accidents qui retardent, qui suppriment le travail hémostatique ; enfin qui donnent lieu aux hémorrhagies secondaires. Nous entrons ainsi dans la deuxième partie de notre travail.

DEUXIÈME PARTIE

CHAPITRE IV

Définition et divisions étiologiques des hémorrhagies traumatiques secondaires.

> « No man at all severely wounded by
> gunshot can be considered safe from
> hœmorrhage till his wound is closed, but
> yet after twenty five days the danger
> may be said to be in a great measure
> overcome. » (Macleod).

Si l'on considère une plaie de quelque étendue, où des vaisseaux d'un calibre important ont été ouverts, plaie accidentelle ou opératoire, deux ordres de phénomènes doivent attirer l'attention dans l'évolution de cette plaie. Les premiers ont trait à l'établissement de l'hémostase provisoire, puis permanente, dans les vaisseaux lésés au moment même de la blessure ; les seconds au développement de néo-vaisseaux. On observe surtout ces derniers dans les plaies qui se réunissent par seconde intention, à la faveur de l'évolution d'une membrane granuleuse, de bourgeons charnus riches en capillaires de nouvelle formation. Ces deux sortes de vaisseaux peuvent s'ouvrir pendant toute la période de cicatrisation de la plaie. L'hémorrhagie s'y produit par des causes et des mécanismes très-divers. Ce sont en somme toutes ces hémorrhagies, distinguées entre elles et par le lieu d'origine, et par l'étiologie, et par le mécanisme intime, qu'on a communément désignées en bloc du nom de *consécutives* ou *secondaires*.

Dès à présent la notion anatomique nous oblige à en reconnaître deux espèces. Occupons-nous d'abord de celles fournies par les vaisseaux anciens, qui ont déjà pu être la source d'hémorrhagies primitives. L'hémostase y est établie : l'hémorrhagie primitive est devenue impossible. Mais l'écoulement du sang peut-il reparaître par *la même plaie vasculaire,* sans qu'un nouveau traumatisme intervienne nécessairement? Suffit-il pour le ramener que l'obstacle hémostatique, que la nature ou l'art a su appliquer, cesse d'obturer l'ouverture vasculaire ? Alors nous dirons qu'il y a hémorrhagie secondaire. Ainsi donc, en prenant seulement pour base d'une définition, la condition anatomique des vaisseaux en jeu, nous devrions définir l'hémorrhagie secondaire « *celle qui est produite par la destruction de l'hémostase établie soit spontanément, soit artificiellement dans un vaisseau sanguin.* » Nous n'y faisons point entrer nécessairement la notion d'une hémorrhagie primitive antétérieure. Pour nous, la qualification de *secondaire* ne doit pas dériver de l'idée qu'il y a eu hémorrhagie une première fois déjà, mais bien de cette autre que le cours du sang dans un vaisseau a été interrompu dans le but d'en empêcher l'effusion, en un mot, qu'il y a eu hémostase. Si nous n'adoptions cette manière de voir, nous serions obligé de rayer de la catégorie des secondaires et de placer à part les hémorrhagies qui se produisent parfois après la ligature des gros troncs artériels dans leur continuité, par exemple de la fémorale liée dans le triangle de Scarpa pour un anévrysme proplité. Or, ces hémorrhagies ont de tous temps été désignées du nom de secondaires, et à très-juste titre, comme nous le comprendrons plus loin. De même encore s'il s'agit de la ligature d'une artère linguale avant l'extirpation d'un cancer de la langue.

C'est qu'en effet, *hémostatique* ou *préventive*, la ligature amène des modifications anatomo-physiologiques dans les extrémités vasculaires où elle est appliquée, et toujours la même série de processus irritatifs, ulcératifs, néoplasiques, conduisant à l'hémostase définitive, mais susceptibles de dévier pathologiquement et de donner lieu à des hémorrhagies qui se groupent ensemble par leur mécanisme et leur étiologie. Ces considérations ressortent aussi de la clinique même. Aussi nous rapporterons un exemple d'hémorrhagie secondaire dans laquelle l'ouverture vasculaire s'est faite au niveau d'une plaque d'athérome voisine de la ligature. L'écoulement du sang y est primitif en ce sens qu'il se produit pour la première fois par cette ulcération du vaisseau. Mais qui l'a provoqué ? Sinon l'application du fil et le travail hémostatique troublé par l'altération athéromateuse des parois. La clinique a donc raison de considérer cette hémorrhagie comme secondaire, puisqu'elle procède de l'hémostase même établie dans le bout artériel.

Enfin, en se basant sur le principe de notre définition plus de difficulté à classer ces hémorrhagies signalées par tous les chirurgiens comme accidents des blessures par armes à feu (Roux, Macleod). Roux les appelle *secondairement primitives*, M. Legouest, *hémorrhagies retardées.* « Cette sorte d'hémorrhagies, dit Roux (1), est primitive en ce sens qu'elle n'a été précédée d'aucune hémorrhagie, et consécutive sous le rapport qu'au moment où elle apparaît, un temps plus ou moins long s'est écoulé, et d'autres phénomènes se sont manifestés depuis la lésion des vaisseaux. » Nous verrons tout à l'heure que, de ces hémorrhagies, les unes sont précoces, les autres tardives. Roux a bien indiqué le mécanisme de ces dernières : «L'époque où elles se montrent, dit-il, est celle où se fait la séparation des eschares formées des parties qui ont été touchées par le projectile.... On l'a vue aussi quelquefois, à la suite des plaies par arrachement. Dans les plaies de cette dernière sorte, comme dans les blessures par armes à feu, les hémorrhagies n'adviennent consécutivement que QUAND L'OBSTACLE QUI SE FORME SUR LES ORIFICES des vaisseaux au moment où la solution de continuité a lieu, est momentanément inférieur à l'impulsion du sang (Roux) ». On ne

---

(1) Roux. loc. cit.

saurait poser plus nettement les conditions essentielles de
ces sortes d'hémorrhagies. Plus tard, nous développerons
ces idées. Toutefois, il suffit, croyons-nous, dès à présent,
de ces quelques citations pour justifier l'esprit de notre
définition et établir deux conditions nécessaires et suffisantes pour caractériser une hémorrhagie secondaire au
point de vue anatomo-physiologique : 1º Existence d'une
hémostase primitive antérieure; 2º Troubles organophysiologiques amenant la destruction de cette hémostase.
La condition d'issu du sang va de soi.

En poursuivant l'étude des cas particuliers, nous verrons
qu'il y a encore des hémorrhagies susceptibles de se produire sous l'influence des complications locales et des complications générales des plaies et qui ne viennent pas des
vaisseaux primitivement lésés ; mais d'autres vaisseaux
nouvellement atteints, et pour la plupart, de nouvelle formation — Ces hémorrhagies sont celles que *Billroth* a appelées *parenchymateuses*, désignation essentiellement défectueuse, que d'autres chirurgiens ont qualifiées de *diathésiques,* appellation aussi peu avantageuse, ou encore de *réflexes, septicémiques,* etc., etc.

Quand nous rechercherons la condition anatomique de
ces hémorrhagies relative à l'ouverture vasculaire, nous
verrons qu'elles sont primitives parce qu'il n'y a eu dans
les mêmes vaisseaux, ni blessure, ni hémostase antérieure.
Néanmoins si nous ne les décrivions pas sous le titre commun d'*Hémorrhagies secondaires,* nous irions contre la
saine observation des données cliniques; seulement nous
leur ajouterons un qualificatif spécial.

Ainsi donc il n'est pas possible de donner de l'accident
que nous étudions une définition complète et qui soit également vraie au sens anatomo-physiologique et au sens
clinique. C'est qu'il n'y a pas une seule espèce, mais plusieurs espèces d'hémorrhagies secondaires. Sous ce titre il
faut entendre « *tout écoulement* de sang qui apparaît à la
surface d'une plaie sans diérèse traumatique nouvelle,
depuis l'instant où s'est arrêtée l'hémorrhagie primitive
jusqu'à la complète cicatrisation de la plaie. »

Entrons dans le détail de cette étude et commençons par les *hémorrhagies secondaires proprement dites*, celles que nous avons définies produites par la destruction de l'hémostase spontanée ou artificielle au niveau d'une blessure vasculaire.

Nous connaissons actuellement les phénomènes primitifs immédiats, de l'hémostase, et nous avons vu par leur exposition même qu'ils n'ont rien de commun avec la cicatrisation proprement dite des blessures vasculaires. Or, c'est dernière qui, par une hémostase définitive, met à l'abri d'une récidive spontanée de l'hémorrhagie sans l'aide d'une action traumatique nouvelle. Il se passe donc un certain nombre de phénomènes entre l'hémostase primitive et la cicatrisation des vaisseaux.

Telle que nous l'avons étudiée, l'hémostase provisoire consiste en des actes d'ordre purement physiologique résultant de l'exercice des propriétés des parois vasculaires d'une part, du liquide sanguin d'autre part. Le caractère mécanique de l'hémostase est bien mieux accusé encore lorsque cette dernière est obtenue par des moyens chirurgicaux.

D'un ordre tout différent sont les phénomènes qui accomplissent peu à peu l'hémostase définitive. Les propriétés *vitales* des tissus périphériques et celles du tissu vasculaire sont excitées par le traumatisme d'abord et par les changements survenus dans les fonctions physiologiques et dans les rapports des parties entre elles. Ce conflit amène une réaction de même ordre dont la tendance normale aboutit au retour de l'état physiologique, à la cicatrisation de la plaie.

Telles sont les deux phases bien tranchées de tout travail hémostatique. Impossible de savoir jusqu'à quel moment persiste l'action des phénomènes primitifs et immédiats. Impossible également de déterminer l'instant où commence le processus de réaction vitale. Mais nous savons que les premiers peuvent être troublés dans le cours de leur établissement, qu'ils peuvent faire en partie défaut ou tout à coup ne plus jouer leur rôle, d'où réouverture de la plaie

vasculaire et réapparition de l'hémorrhagie. Les phénomènes de la seconde période aussi sont capables de troubles profonds et intimes qui préparent la destruction de l'hémostase
et un nouvel écoulement du sang. Dans les deux cas il y
aura hémorrhagie secondaire. Celle-ci sera *précoce* si elle
se montre avant le début des processus de réaction vitale
ou de cicatrisation, alors que l'hémostase est maintenue
seulement par les dispositions de mécanique physiologique
étudiées dans les deux chapitres précédents. Elle est *tar
dive* quand elle découle des perturbations survenues dans
la série des actes néoplasiques et réparateurs destinés à
assurer l'hémostase définitive.

Si les expressions d'*hémorrhagies secondaires précoces,*
et d'*hémorrhagies secondaires tardives* méritent d'être
conservées : c'est bien, croyons-nous, à la condition d'être
prises dans le sens que nous venons d'exposer. Il nous paraît impossible et presque futile de leur assigner des époques fixes à partir du jour de la blessure. Par exemple, de
distinguer, comme fait Macleod, sous le nom *primitives,*
les hémorrhagies des vingt-quatre premières heures, *intermédiaires* celles qui ont lieu du premier au dixième jour ;
secondaires, après le dixième jour. Ces divisions ne répondent à rien de physiologique , attendu la variabilité du début de la période de cicatrisation vasculaire, pour un même
blessé, suivant une foule de circonstances. Ces distinctions
à dates fixes n'ont point d'utilité ni d'intérêt soit au point
de vue de l'étiologie anatomique, soit même au point de
vue clinique.

Les désignations de *précoces* et *tardives* ne doivent
rien préjuger quant à la date même de la blessure.

Elles restent vraies alors en clinique avec l'avantage de
bien séparer deux ordres d'hémorrhagies entre lesquelles
la pathogénie met elle-même une barrière naturelle. Enfin
le pronostic, point capital dans la question, est tout autre
pour chacune de ces deux variétés. La gravité des unes et
des autres se tire non pas de leur époque précise d'apparition, mais plutôt de leurs conditions étiologiques.

Loin de nous cependant la prétention de tracer entre ces

deux variétés une ligne de démarcation infranchissable et toute fictive.

Quoique différentes par leur mécanisme et leur point de départ anatomique, elles peuvent, en certains cas, reconnaître une étiologie unique et coexister alors sur la même plaie, preuve nouvelle de l'inégalité avec laquelle marche dans cette plaie le travail de cicatrisation des vaisseaux.

Donc, nous diviserons les hémorrhagies secondaires proprement dites en précoces et en tardives, en prenant pour base les conditions anatomo-physiologiques de leur production, conditions que nous allons maintenant passer en revue sans plus ample préambule.

CHAPITRE V

Des conditions anatomo-physiologiques locales des hémorrhagies secondaires proprement dites.

> « Celui qui trouvera le moyen d'oblitérer
> » les artères sans interposition d'un corps
> » étranger qui empêche la réunion par pre-
> » mière intention, rendra peut-être à l'hu-
> » manité un service plus signalé que celui
> » d'Ambroise Paré, inventant la ligature
> » de ces vaisseaux dans les amputations. »
> (MALGAIGNE).

ARTICLE 1er.

Des hémorrhagies secondaires précoces.

1° Dans les *plaies latérales* des vaisseaux, des artères en particulier, elles se montrent lorsqu'une cause extérieure, choc, mouvement intempestif a déplacé le caillot déjà formé; ou encore quand celui-ci a cédé devant le retour ou l'exagération de l'impulsion cardiaque. — « Il arrive souvent dit Dupuytren (1) que, chez les blessés par armes à feu, sous l'influence de causes quelconques, la circulation reprenant bientôt une grande activité, le caillot est repoussé, l'eschare vaincue et l'hémorrhagie a lieu. »

2° Dans les *sections totales* ces mêmes causes doivent être aussi tout d'abord indiquées. On a signalé à ce propos la fréquence des hémorrhagies secondaires précoces dans les artères voisines du cœur, la mammaire interne et les intercostales par exemple. *C. S. Martin* après *Cl. Bernard* fait en outre remarquer que le calibre de ces vaisseaux n'est point assez peu considérable pour que la rétraction

---

(1) Loc. cit. p. 465. t. II.

suffise à les oblitérer. Le retour facile du sang par les anastomoses nombreuses de ces artères lutte souvent avec
avantage contre la contraction des extrémités, d'où réapparition de l'hémorrhagie.

Obs. 1. — (1) Homme de 36 ans ; atteint d'un abcès ossi-
fluent au niveau des 9e et 10e côtes gauches. On ouvre l'abcès
le 4 mars 1868. Le point de départ de ce dernier était une
côte en partie nécrosée ; la maladie remontait à plusieurs mois.
— Injections, drainage. — Le 9 mars, large débridement dans
lequel l'artère intercostale est divisée. Quelques heures après
l'hémorrhagie récidive avec abondance. Le lendemain, deux
nouvelles hémorrhagies qui s'arrêtèrent aussi spontanément.
Mort par syncope le 15 mars.
L'hémorrhagie provenait du bout postérieur et avait été à la
fois externe et intra-thoracique.

A. Les hémorrhagies secondaires précoces sont surtout
fréquentes dans les sections totales qui laissent dans la plaie
un bout cardiaque et un bout périphérique, surtout quand
de nombreux canaux anastomotiques font communiquer
ensemble les deux extrémités. L'écoulement apparaît alors
de préférence par le bout périphérique, capillaire, dans
lequel il n'est pas rare qu'il ne se forme tout d'abord aucun
caillot (chapitre II).

« Le bout inférieur (périphérique) d'une artère, dit Gu-
therie (2), est plus disposé que le supérieur aux hémorrhagies consécutives, parce que la matière couenneuse en
bouche moins parfaitement l'orifice et s'en détache plus
aisément. » — « Je me rappelle, dit Roux (3), avoir vu une
plaie transversale à la partie antérieure et inférieure de la
jambe avec section complète de l'artère tibiale antérieure,
plaie dans laquelle le bout supérieur ne fournit pas la plus
petite quantité de sang, mais, à cause de la communication
facile des vaisseaux de la région dorsale et de la région
plantaire du pied, l'hémorrhagie se fit par le bout inférieur
de l'artère coupée. La ligature de ce dernier suffit pour arrêter le sang. »

---

(1) Demarquay, Gaz. hebd. 1868, p. 300.
(2) Journ. hebd. et univ. des hém. méd. 1830. t. 1.
(3) Loc. cit. t. II, p. 318.

Obs. II. — (Roux, loc-cit. obs. 10e p. 105). Plaie de l'artère
émorale à sa partie inférieure, ligature suivant le procédé de
Scarpa, hémorrhagie le dixième jour. Seconde ligature au-
dessus de la précédente ; hémorrhagie le lendemain ; nouvelle
ligature immédiatement au-dessus et au-dessous de la plaie ;
Guérison. Les hémorrhagies paraissent s'être faites par le bout
inférieur.

On peut dire que telle est la grande cause et le mécanisme ordinaire des hémorrhagies si fréquemment mortelles chez les blessés par armes à feu (voir à cet égard,
Dupuytren, Legouest, Macleod, etc., etc.).

Cette facilité des hémorrhagies secondaires précoces
par les anastomoses qui ramènent le sang dans le bout
périphérique est un des arguments de la querelle soulevée
sur la prééminence entre le procédé d'Anel et celui de Hunter pour la guérison des anévrysmes. Il n'y a qu'à consulter
sur ce sujet le mémoire de M. Le Fort sur la Ligature de la
Carotide primitive. La rapidité du rétablissement de la circulation périphérique serait pour M. Le Fort la cause commune des hémorrhagies secondaires précoces si fréquentes
après la ligature de ce tronc ou celle de la sous-clavière
en dedans des scalènes. Le seul succès de ligature du tronc
brachiocéphalique aurait coïncidé avec celle de l'artère
vertébrale pratiquée en même temps. C'est encore pour la
même raison que le procédé de Hunter expose davantage
à ces sortes d'hémorrhagies que celui d'Anel.

Obs. III. Hogdson (1) cite un soldat qui reçut une balle der-
rière l'apophyse mastoïde. Le sixième jour, hémorrhagie artérielle considérable. Tamponnement ; six jours plus tard, nouvelle hémorrhagie se reproduisant avec violence malgré le
tampon. Ligature de l'artère carotide primitive. Hémorrhagie
mortelle vingt-quatre heures après. A l'autopsie on trouva une
plaie de l'artère occipitale, source de l'hémorrhagie... Dans
un autre cas emprunté à Giraux la mort arriva par une hémorrhagie de la surface de la plaie malgré la ligature du tronc
principal.

Obs. IV. — Une jeune fille de dix-huit ans reçoit un coup de
couteau au tiers inférieur de la cuisse. La plaie est longue
d'un centimètre et demi. L'hémorrhagie s'arrête par com-

____

(1) Hogdson, mal. des art. et des veines, t. ii, p. 44, 45.

pression et il se produit un épanchement interstitiel peu abondant. On diagnostiqué une plaie simple avec blessure d'une artère musculaire. Deux jours après survient une violente hémorrhagie par jets saccadés. La perte de sang put être évaluée à cinq ou six cents grammes. On dut aller à la recherche du vaisseau lésé. C'était l'artère poplitée. Les deux bouts séparés par un intervalle de trois centimètres furent liés. Le surlendemain, fièvre vive, frissons, abcès du creux poplité. Mort seize jours après l'opération. A l'autopsie on trouva une suppuration étendue des muscles de la cuisse. Les deux bouts de l'artère étaient distants de dix centimètres.

Obs. v. (communiquée par P. Redard). X... Garde national, 39 ans, blessé à la Porte-Maillot par un éclat d'obus qui a atteint la région temporale. La plaie est assez profonde. Le blessé avait fait quelques libations. *Stupeur marquée* — Examinée six heures après la blessure, la température axillaire est à 36°. L'hémorrhagie primitive s'est arrêtée spontanément après avoir été assez grave, parait-il — six heures plus tard le thermomètre monte à 38° 5, l'hémorrhagie récidive avec assez d'abonnance pour nécessiter la ligature des deux bouts de l'artère frontale (?) ouverte dans la plaie.

Obs vi. (communiquée par P. Redard) X... Soldat de ligne, blessé par un éclat d'obus qui lui fracture la jambe vers le tiers moyen. Quelques tendons seuls rattachent entre eux les deux segments du membre. Les artères et les nerfs ont été coupés. Stupeur profonde. Les vêtements portent les traces d'une hémorrhagie primitive abondante actuellement supprimée. — Température axillaire — 36°. Cinq heures après, hémorrhagie abondante. L'amputation est pratiquée.

Obs vii. (personnelle) Pierre H., 56 ans jardinier, entre le 13 février à l'hôpital Lariboisière (service de M. Verneuil) pour une hémorrhagie datant de quelques heures. Elle a sa source dans une plaie transversale, longue de 6 à 7 centimètres, située au tiers inférieur de la face palmaire de l'avant-bras droit. La plaie, occasionnée par un éclat de verre, intéresse la peau, l'aponévrose et quelques fibres musculaires superficielles.

Deux ligatures sont pratiquées, une sur chaque extrémité de l'artère cubitale divisée. L'hémorrhagie s'arrête. Le lendemain on constate que la ligature du bout supérieur tient bien, la ligature inférieure n'embrasse pas l'artère, mais un petit paquet celluleux qui lui est accollé. Un léger attouchement avec la pointe d'un bistouri fait cesser la contraction manifeste du bout inférieur de l'artère qui donne passage à un jet de sang.

En dehors de quelques circonstances spéciales, le bout cardiaque donne peut-être plus rarement lieu aux hémorrhagies secondaires précoces. Les conditions de l'hémostase longuement étudiées dans le chapitre II nous rendent compte de ce fait. Nous rappellerons à ce propos les expériences remarquables de Redard, sur la cessation de la contraction cylindrique et le retour de l'hémorrhagie par l'irritation des troncs nerveux. Peut-être ces faits d'expérimentation sont-ils propres à jeter quelque lumière sur la pathogénie de certaines hémorrhagies secondaires précoces. Je veux parler de celles qui surviennent à la suite de violents traumatismes où les désordres ont porté sur les vaisseaux et sur les principaux troncs nerveux d'une même région ; en un mot, quand on peut rapporter au traumatisme lui-même, un certain degré de *paralysie des vaisseaux*. L'observation suivante, que nous devons à l'obligeance de M. *Nicaise*, professeur-agrégé à la Faculté de médecine, rentre vraisemblablement dans cette catégorie.

OBS. VIII. (rédigée par le docteur Nicaise), *Plaie en séton du genou, produite par une balle, blessure de l'artère poplitée; contusion du nerf sciatique; amputation de cuisse, mort.....* H... 24 ans, typographe, entré le 14 Avril 1871, à l'ambulance de Longchamps, dans le service de M. Nicaise. Il a reçu le même jour à Reuilly, une balle dans le genou droit, la jambe étant fléchie à angle droit sur la cuisse. Le projectile entre au dedans de la rotule et sort à l'union de la face postérieure avec la face externe du genou vers l'interligne articulaire. Perte de sang abondante.

15. Nouvelle hémorrhagie considérable. La balle a traversé le condyle interne du fémur, mais il n'y a pas de déformation du genou, compression sur la plaie. — Le 16, commencement de sphacèle à l'extrémité du pied, léger œdème; insensibilité de la jambe et du pied. — Amputation de la cuisse sus-condylienne, avec lambeau antérieur; lavage de la plaie avec du vin aromatique tiède; cataplasme. — Les jours suivants la plaie va bien, l'état général est satisfaisant malgré une grande faiblesse. — Le 21, survient une petite hémorrhagie à sept heures du matin ; et le malade succombe dans la matinée sans avoir présenté de symptômes de réaction depuis sa blessure. Examen du membre amputé : Les vaisseaux poplités sont enflammés ; la veine est remplie par un caillot; l'artère a été atteinte, non par la balle, mais par une esquille osseuse entraînée par le projectile. Les parois sont rouges et épaissies, sa cavité n'a plus que 2 1/2 à 3 millimètres de diamètre et elle est remplie par un petit caillot. Le nerf sciatique se trouvait sur le trajet de la balle ; il n'est pas déchiré ni rompu; mais il est *rouge* et présente des traces manifestes de contusion violente.

B. Les hémorrhagies secondaires précoces sont bien moins fréquentes après les sections totales qui ne laissent dans la plaie qu'un seul bout vasculaire, par exemple dans les amputations ; on les observe cependant, quand l'*élévation de la température du moignon* a produit le relâchement des vaisseaux, la cessation de leur spasme, — si toutefois il n'existe pas déjà un caillot d'une résistance et d'une adhésion suffisantes. Tous les chirurgiens savent que des artères de petit calibre échappent à la ligature par la rapidité de leur contraction et de leur rétraction. Quelques heures après, ces mêmes artérioles peuvent donner du sang en quantité plus ou moins notable.

Il y a des organes et des tissus merveilleusement disposés pour cet accident ; le tissu musculaire de la langue par exemple. La science renferme en grand nombre des observations d'hémorrhagies secondaires précoces après l'ablation de cet organe. M. Chassaignac a cité un cas (1) où le sang provenait d'une excavation creusée par la rétraction de quelques fibres musculaires de la langue, insérées à l'os hyoïde et sectionnées par le bistouri. Le muscle en se rétractant, avait sans doute entraîné dans sa gaine une artère ouverte qui n'avait pas donné au moment de l'opération. On sait en effet quelle difficulté on éprouve à saisir l'extrémité des artères divisées dans le tissu de la langue.

Pour en revenir aux plaies d'amputation, le suintement plus ou moins coloré en rouge qui, dans les premières quarante-huit heures, imbibe les pièces du pansement, est la preuve que des petits vaisseaux se sont ouverts sous l'influence de l'élévation de la température locale, et ont fourni autant de petites hémorrhagies secondaires.

3° Dans les *veines*. a) S'il y a des valvules, l'hémorrhagie ne saurait provenir du bout cardiaque. Quant au bout périphérique, il donne rarement des hémorrhagies secondaires. Le calibre des veines, la richesse des anastomoses, le grand développement des réseaux veineux su-

---

(1) Mém. sur les hémorrhagies des cavités muqueuses, Arch. gén. de méd. 1851.

perficiels et profonds qui tous commmuniquent ensemble, de telles dispositions tendent à affaiblir la tension veineuse, c'est-à-dire à diminuer la pression de la colonne sanguine sur les parois veineuses, et partant les chances des hémorrhagies secondaires par ces vaisseaux.

b) Veines avalvulaires. — Les hémorrhagies secondaires précoces par le bout cardiaque y sont peut-être plus à re douter encore que dans les artères. *Dupuytren* a signalé ce danger. Il suffira de citer en exemple les hémorrhagies qui peuvent suivre l'extirpation de tumeurs volumineuses de la région cervicale quand on doit ouvrir une des veines jugulaires : la possibilité de cette complication fait le danger des opérations sur les tissus érectiles, sur certaines régions variqueuses; à plusieurs reprises déjà nous avons insisté sur l'influence exercée par la gêne de la respiration et de la circulation centrale sur la production des hémorrhagies veineuses, ou par un obstacle à la circulation en retour dans une partie donnée : position vicieuse des membres, extension ou flexion forcée, bandage compressif, etc., etc.

Les hémorrhagies secondaires précoces s'observent surtout quand l'hémostase a été laissée aux seules forces de la nature ; elles deviennent rares à la suite de l'hémostase chirurgicale, quand les procédés ont été bien appliqués suivant les règles. Pourtant, après la ligature, « si le fil n'embrasse pas assez étroitement le vaisseau, la force de la circulation peut distendre la ligature et la rendre assez lâche pour la faire tomber. *Hogdson* attribue à cette seule cause plusieurs hémorrhagies secondaires survenues quelques heures après l'amputation. » (COCTEAU).

ARTICLE II.

Des hémorrhagies secondaires tardives.

Section A. — De la cicatrisation des vaisseaux ou hémostase permanente.

L'hémostase provisoire, avons-nous dit, présente essentiellement deux conditions différentes ou bien les bords de la solution de continuité faite aux parois vasculaires se rapprochent et se mettent en contact immédiat entre eux ; ou bien un certain intervalle les sépare, intervalle en général comblé par un caillot qui se prolonge en dehors et en dedans du vaisseau (chapitre II). D'où deux modes différents de cicatrisation. 1º Cicatrisation par première intention ; 2º Cicatrisation par seconde intention,

1º *Cicatrisation par première intention.*

Elle succède volontiers à l'hémostase spontanée ou bien aux procédés d'hémostase chirurgicale dans lesquels on n'a employ é aucun corps étranger pour le laisser en contact avec les parois vasculaires. Toutefois elle n'est pas impossible après la ligature même, quand les lèvres affrontées des tuniques interne et moyenne s'unissent entre elles par l'interposition d'une matière amorphe qui, pour M. le professeur Robin, serait sans aucun doute le blastème propre du tissu élastique. C'est un point que M. Gayet a bien mis en évidence dans sa thèse inaugurale (obs. 23—26). Il emprunte à *Key* un cas observé chez l'homme sur l'artère sous-clavière. Cette adhésion s'opère quelquefois très-rapidement. On l'a vue accomplie au bout de vingt-deux heures.

Dans les veines, si l'on en croit Weber, Trousseau, Rigot et Billroth, il n'y aurait jamais de réunion immédiate des plaies latérales. Travers et Malgaigne admettent cette possibilité, sans qu'elle soit tout à fait démontrée.

A côté de cette véritable cicatrisation par première intention, nous devons dire quelques mots de l'accollement immédiat des tuniques internes d'une artère ou d'une veine, sous l'action de certains procédés chirurgicaux, écrasement linéaire, acupressure, galvano-caustie (voir chapitre III). L'hémostase ainsi obtenue peut en effet se décomposer en plusieurs phases dont la première est *l'oblitération par accollement primitif* des parois ; puis *l'épaississement de ces dernières par irritation et l'adhésion* définitive, etc., etc.

La cicatrisation définitive des plaies vasculaires arrive nécessairement plus vite à son terme quand elle se fait par première intention. Aussi le blessé reste-t-il moins longtemps exposé aux chances d'une hémorrhagie secondaire. Mais la cicatrice, jusqu'à ce qu'elle soit devenue solide, se trouverait souvent incapable de résister à la pression de la colonne sanguine, si elle n'était fortifiée par la cicatrisation rapide de la plaie des parties molles périvasculaires.

2° *Cicatrisation par seconde intention.*

Elle a été bien étudiée par *Amussat* dans les *plaies latérales* des artères. Ses expériences portent sur les chiens et les chevaux. Voici comment il décrit les phénomènes : « La cicatrisation se forme par la soudure de l'extrémité d'un caillot fibrineux qui bouche l'ouverture de l'artère. Ce caillot se durcit, *s'organise, et finit par prendre tous les caractères des parois de l'artère avec lesquelles il s'identifie.* Une membrane interne de nouvelle formation tapisse le caillot du côté de la cavité du vaisseau ; à l'extérieur la cicatrice artérielle se présente sous la forme d'un nodus de fibrine qui s'amoindrit par l'absorption et finit par disparaitre plus ou moins longtemps après l'accident, suivant la quantité de sang épanchée entre la peau et la plaie du vaisseau... Au bout d'un certain temps le caillot qui bouche la plaie artérielle latérale n'occupe que l'épaisseur des parois de l'artère, » etc., etc.

Quant aux plaies latérales des veines, l'historique des théories sur le rôle et sur la destinée ultérieure du caillot est exposé dans toutes ses parties importantes dans la thèse de M. Nicaise sur « les plaies des veines. » On y voit qu'il n'a manqué aux patientes et rigoureuses expériences de Travers, de Trousseau, d'Ollier, pour être démonstratives, qu'un examen microscopique rationnel des pièces anatomiques.

Aujourd'hui grâce aux progrès de l'histologie pathologique, il est possible de donner de ces faits une description méthodique générale. Les discussions sur l'organisation du caillot nous semblent bien proches d'une solution satisfaisante. Pour nous notre conviction est faite. Nous l'exposerons telle que nous la gardons, non pas seulement sur la foi des descriptions les plus séduisantes, mais bien sur l'autorité de la technique employée actuellement dans les recherches microscopiques et surtout des préparations que nous avons eues sous les yeux dans le laboratoire d'histologie du collége de France, si brillamment dirigé par M. le docteur Ranvier.

MM. Renault et Bouley, dans leurs expériences sur les plaies des veines, ont saisi le phénomène capital de l'hémostase définitive. — « Le caillot une fois formé, disent-ils, détermine par sa présence, dans le tissu de la veine et dans le tissu cellulaire qui l'entoure, le développement d'une inflammation qui semble nécessaire *à l'organisme* du caillot et dont tous les degrés se trouvent en rapport direct avec toutes les modifications que le caillot peut subir. »

En effet, le sang épanché dans les tissus devient un corps étranger dont ces derniers cherchent à se débarrasser. De même le sang coagulé dans un vaisseau provoque autour de lui, sur les parois vasculaires, des phénomènes de réaction vitale. Le but de ce processus irritatif est d'amener la disparition du caillot, sorte de *caput mortuum*, en lui substituant un tissu qui entre en relations de propriétés organophysiologiques (relations vitales) avec les parois du vaisseau. La présence d'un corps étranger extérieur faisant fonction hémostatique (fil à ligature) excite encore davantage l'activité de cette réaction inflammatoire.

Les premiers observateurs avaient bien vu que le caillot se trouve tantôt adhérent, tantôt libre dans le vaisseau, à des époques plus ou moins variables, mais ils n'avaient pas pénétré la cause intime de ces variations. Aussi, tandis que *Jones, Manec*, etc... déclarent avoir toujours rencontré le caillot adhérent, dans toute son étendue, *Béclard* avance le contraire. *Gayet*, plus tard, nota ces deux états divers et, ce qui était un progrès, il remarqua que généralement les parois artérielles présentent leur coloration et leur épaisseur naturelles dans les points en rapport avec les portions du caillot qu'il appelle, lui, fibrineuses et qui ne sont pas adhérentes au vaisseau ; tandis qu'elles sont rouges et épaissies partout où le caillot lui-même est adhérent et coloré. L'expérience XV (1) en offre un exemple digne d'être relaté. Le résultat d'une ligature de la carotide gauche, montra le dixième jour que, dans le bout supérieur, les membranes internes de l'artère étaient, au niveau des adhérences du caillot, rouges imbibées et qu'un liseré plus foncé les séparait des parties restées saines, en contact avec le caillot libre. Mêmes remarques dans les expériences XVI et XVII. Mais l'exacte interprétation de ces dispositions n'est pas clairement exposée; il est seulement question de propriétés mécaniques du caillot. L'expérience XXXIV du même travail était cependant assez démonstrative. Elle se rapproche singulièrement des récentes recherches microscopiques. L'auteur examine un caillot vingt-huit jours après la ligature de la carotide primitive droite d'un cheval vigoureux : « au microscope, on reconnait que sa surface en contact avec l'intérieur de l'artère est recouverte d'un *épithélium absolument semblable à celui qui tapisse le reste des parois*... si l'on détache les adhérences et qu'on examine les surfaces déchirées, on trouve encore la même fibrine, mais mêlée à des fibres élastiques de la tunique moyenne. »

Renault et Bouley ont signalé le *bourgeonnement* de la surface interne des parois veineuses avec injection vive de ces dernières après la ligature.

Il y avait déjà de fortes raisons pour admettre, d'après ces travaux, que le caillot détermine une irritation de la membrane interne (endothéliale) des vaisseaux (endoartérite, endophlébite). C'est actuellement une vérité démontrée. Les hypothèses et les théories de O. Weber, Bubonnoff, etc... sont réfutées ou complétées (2).

1° Dans la ligature unique d'une artère, on peut, dès le 3° ou le 4° jour, constater la prolifération des cellules endothéliales, sous forme d'éléments arrondis ou un peu allongés à un ou deux noyaux. Bientôt elles s'accumulent en bour-

---

(1) Gayet, loc. cit. p. 23 et suiv.

(2) V. Durante, recherches expérimentales sur l'organisation du caillot dans les vaisseaux. Arch. de phy. 1872; n° 4, p. 491, et Cornil et Ranvier, manuel d'histol., 2° partie, p. 550 et suiv.

geons qui pénètrent dans la masse du caillot. En même
temps des néo-vaisseaux peuvent se développer au milieu
de leur tissu, venant de la tunique celluleuse au niveau du
cul-de-sac des membranes internes (base du caillot), quand
les bords de ce cul-de-sac ne sont pas affrontés immédiatement. Peu à peu le caillot se trouve comprimé par la production cellulaire; ses éléments (fibrine et globules sanguins) subissent la transformation granuleuse qui précède
leur résorption. Concurremment les cellules proliférées de
la membrane interne se modifient et deviennent fusifor-
mes, passent à l'état de fibres. Celles-ci se réunissent en
faisceaux entrecroisés dans tous les sens. Ainsi est constitué un cordon fibreux plus ou moins vasculaire. L'hémostase définitive est alors établie. Le caillot dit permanent ne
conserve donc rien du caillot provisoire ou primitif, et ne
mérite en aucune façon la désignation de caillot,

L'étendue et le volume du cylindre fibreux seront propor-
tionnels en général, à celui du caillot primitif; sa limite supérieure sera celle même de l'endartérite. Lui-même enfin
peut, à la longue, subir un travail de résorption encore peu
étudié.

Les phénomènes d'irritation des parois vasculaires sont
plus intenses quand on applique deux ligatures voisines
l'une de l'autre, qui emprisonnent entre elles un caillot. On
peut voir alors la tunique endothéliale disparaître en deux
ou trois jours. Le processus inflammatoire envahit les deux
autres membranes. Dès le premier jour la tunique moyenne
et la celluleuse se transformeraient en un tissu de jeunes
cellules traversé par de nombreux néo-vaisseaux émanés
de la gaine et de la tunique externe. Le cylindre cicatriciel qui succède au caillot (caillot définitif des auteurs)
est alors plus richement vascularisé.

Tels sont les phénomènes relatifs à ce qu'on appelait
autrefois l'organisation du caillot. Nous voyons que leur
limite extrême est un certain degré de périartérite ou de
périphlébite. Dès à présent nous pouvons concevoir que ces
processus seront troublés de deux manières différentes, ou
par *excès* si l'inflammation ramollit jusqu'à la suppuration

la tunique externe, ou par *défaut* si les membranes vasculaires se trouvent placées dans des conditions trop défavorables à ce travail.

Avant d'entrer dans le détail de ces troubles de l'hémostase intra-vasculaire, nous devons dire quelques mots des processus provoqués d'un autre côté par le caillot extra-vasculaire quand il existe, ou par la ligature, ou par les eschares galvaniques, thermiques, chimiques.

Le fait essentiel est un léger degré de mortification et d'inflammation primitives des extrémités vasculaires, notamment de la tunique celluleuse. Nous avons dit que la ligature jouait avec plus d'efficacité le rôle du caillot externe, nous pouvons donc faire abstraction de ce dernier, au point où nous en sommes arrivé dans cette étude.

« La tunique celluleuse résiste à la ligature, se rassemble dans le nœud et s'y mortifie. » (Gayet). On peut classer ainsi les phases du processus qui finit par amener la chute du fil à ligature ; inflammation ou sphacèle moléculaire, ulcération limitée, et en même temps, cicatrisation de l'extrémité vasculaire au-devant du fil. Quand ce processus est réduit à son minimum d'activité, il n'occupe exactement que la portion de tunique celluleuse comprise dans le nœud ; le cul-de-sac des tuniques internes est respecté, c'est en pareil cas qu'on a pu observer la réunion immédiate de ses bords (Gayet, Robin, Ollier). En revanche, on peut voir fréquemment le sphacèle envahir en même temps les portions voisines de la tunique musculo-élastique, quand on emploie une ligature volumineuse. En voici un exemple rapporté par M. Chassaignac à la Société de Chirurgie (1).

OBS. IX. — Lésions multiples chez un homme de 70 ans : fractures communitives avec larges plaies et ulcérations des muscles, vaisseaux et nerfs, et un emphysème considérable jusqu'au creux de l'aisselle. — Amputation du bras droit par la méthode à lambeaux, tout près de l'articulation scapulo humérale. La ligature de l'axillaire fut faite avec un fil double à la suite de plusieurs petites hémorrhagies secondaires. « Le

____

(1) Séance du 6 nov. 1850. Bull. t. I, p. 864.

fil tomba au 15e jour, emportant avec lui une partie du tissu artériel sphacélé, portion divisée en deux parties d'inégale grandeur par les fils. Les appendices forment comme deux capsules dont le fond répond à l'anneau formé par le fil, et dont les bords sont irrégulièrement frangés. »

Quelle que soit l'étendue de ce travail d'ulcération ou de sphacèle des extrémités vasculaires sous l'étreinte du fil, il faut, pour que l'hémostase persiste à la chute de ce dernier, qu'il y ait ou bien cicatrisation du cul-de-sac des tuniques, ou bien adhérence du caillot par prolifération endothéliale sur une longueur suffisante ; en un mot il faut que les phénomènes étudiés marchent parallèlement entre eux ou que l'un ait, à défaut de l'autre, acquis un développement compensateur. Lorsqu'ils restent dans leurs limites physiologiques, l'inflammation de la tunique externe concourt à assurer l'hémostase en fortifiant la cicatrice du vaisseau. Elle est encore aidée dans ce rôle par la disposition à s'enflammer que présente le tissu péri-vasculaire atteint par le traumatisme et surtout quand il a été coupé ou dilacéré pour l'application d'une ligature.

Il forme alors au vaisseau une sorte de gangue au milieu de laquelle s'accomplit le travail de cicatrisation de la plaie vasculaire. L'artère adhérant ainsi aux parties circonvoisines, se trouve assujettie et soustraite à tout mouvement spontané nuisible : la ligature est mise à l'abri des tiraillements dangereux. Ces dispositions favorables sont encore soutenues par la tendance de ces adhérences à gagner les parties sous-cutanées plutôt que les profondes. Au voisinage des articulations par exemple, les vaisseaux ne subissent guère les tiraillements qui, sans cette précaution, accompagneraient nécessairement les alternatives de flexion et d'extension des membres.

Ce qui augmente les chances d'hémorrhagie secondaire tardive dans les procédés qui laissent des corps étrangers en contact avec les parois vasculaires, c'est la nécessité que ces agents hémostatiques, une fois leur rôle achevé· soient expulsés au dehors. Or, cette expulsion ne se peut accomplir qu'à la faveur d'une inflammation éliminatrice.

accompagnée d'un trajet de suppuration. Cela prolonge la
période de cicatrisation de la plaie et la possibilité de complications locales qui détruisent l'hémostase.

Il s'est rencontré des cas où les choses se passaient dif-
féremment, où des corps étrangers d'un petit volume, au lieu
d'être rejetés, s'enkystaient au niveau des vaisseaux, sans
entraver la cicatrisation de la plaie. On a même cherché à
obtenir sûrement ce résultat par l'emploi de fils d'une
substance spéciale, des fils de plomb ou de fer. (Désormeaux, Levert, Physick). Cette question est favorable à
l'usage des fils métalliques : « Ils enflammeraient moins les
tissus ; leur élimination du sein des organes ne serait pas
nécessaire ; ils sont parfaitement tolérés, du moins chez les
animaux,... leur emploi semble réaliser un progrès (1). »

Préoccupés, peut-être outre mesure, du danger des ligatures permanentes, quelques chirurgiens voulurent les remplacer par des ligatures temporaires. Le succès ne répon-
dit point à leurs espérances.

L'acupressure paraît appelée à un avenir plus brillant.
Du moins a-t-elle, entre les mains des professeurs *Simpson*
et *Rizzoli* donné de bons résultats qui invitent les chirurgiens à imiter cette pratique dans les cas semblables.

Dans un autre ordre d'opérations, la galvano-caustie
thermique compte ainsi d'assez importants succès pour mériter d'être substituée quelquefois aux procédés qui nécessitent des ligatures artérielles. On consultera avec fruit
sur ce sujet la récente brochure de M. E. Bœckel.

En résumé la cicatrisation des plaies vasculaires par seconde intention comprend plusieurs ordres de phénomènes.
1° Hémostase spontanée ou hémostase chirurgicale par un
procédé qui n'a laissé aucun corps étranger en contact
avec le vaisseau. D'abord le traumatisme excite l'inflammation du tissu cellulaire périphérique, de la gaîne et de la
tunique celluleuses, d'où formation d'un tissu cicatriciel
sur les extrémités des vaisseaux. Puis le caillot intravasculaire provoque la prolifération cellulaire de la tunique

____

(1) Cocteau, Loc. cit.

interne qui constitue par bourgeonnement l'ancien caillot définitif des auteurs.

2° Hémostase provoquée par le maintien d'un corps étranger (fil à ligature) en contact avec les parois vasculaires. Au temps décrit dans le cas précédent il faut ajouter celui que crée l'élimination du corps étranger.

L'inflammation est beaucoup plus vive aux extrémités du vaisseau dont les parois subissent parallèlement avec le travail de cicatrisation secondaire un léger degré de sphacèle et d'ulcération moléculaire.

Les procédés par cautérisation proprement dite déterminent une eschare primitive des extrémités artérielles, eschare qui doit être résorbée ou éliminée avant l'établissement de l'hémostase définitive. Les autres phénomènes sont les mêmes.

Toutes les conditions nécessaires pour mener à bonne fin ce travail de la cicatrisation des vaisseaux dans les différents cas peuvent se condenser dans le principe suivant : Equilibre suffisant entre les phases multiples de ce travail. — Il nous reste à examiner les causes nombreuses qui peuvent détruire cet équilibre. Nous entrons ainsi véritablement dans l'étiologie des hémorrhagies secondaires tardives.

Section B. Des conditions anatomo-pathologiques locales ou causes efficientes des hémorrhagtes secondaires tardives.

Si les altérations des vaisseaux, qui sont les causes efficientes des hémorrhagies secondaires, se montrent déjà quand la nature a fait spontanément tous les frais de l'hémostase, encore mieux seront-elles favorisées quand l'art a dû intervenir et exercer directement un nouveau traumatisme sur les parois vasculaires. Toutes ces altérations aboutissent en définitive au même résultat: l'ulcération latérale ou terminale des extrémités des vaisseaux, avec ramollissement partiel ou total du caillot, quand il existe. Elle succède à deux états différents, se produit par deux modes opposés, savoir le sphacèle ou la suppuration des tuniques ar-

térielles ou veineuses. A part certains cas encore peu connus, on peut admettre que le sphacèle et l'inflammation
suppurative ne s'établissent point spontanément, ou en dehors des lésions primitives de voisinage parmi lesquelles on
peut incriminer tantôt le procédé hémostatique usité, tantôt
la direction imprimée au traitement de la plaie extérieure,
tantôt des complications locales, tantôt enfin des altérations
antérieures des parois vasculaires ou du sang lui-même.

En tous cas il se rencontre une condition anatomo-pathologique spéciale, qui est comme un trait d'union entre les
lésions primitives ou *causes prédisposantes*, et les altérations des membranes ou *causes efficientes* immédiates de
l'hémorrhagie secondaire. C'est la destruction des vasa vaso-
sorum qui rampent dans l'épaisseur de la tunique externe
et lui viennent, comme on sait, de la gaîne celluleuse
périphérique.

Il faut donc que cette dernière soit lésée dans une étendue suffisante pour ne plus alimenter les parois de l'ouverture vasculaire ; soit par une destruction sur place (escharification, dilacération traumatique immédiate), soit par
une *dénudation* proprement dite ; dénudation primitive,
par exemple quand on est obligé de disséquer une tumeur
d'avec une grosse artère à laquelle elle adhère ; dénudation consécutive quand la suppuration du tissu cellulaire
voisin finit par pénétrer dans la gaîne et par la décoller du
vaisseau (1). Cette dénudation une fois accomplic retentit
sur les parois en les privant à la fois de leurs élé_
ments de vie (vasa-vasorum) et de leur soutien naturel.

§ I. *Hémorrhagies secondaires par ramollissement
gangréneux.*

Les préoccupations des chirurgiens sur le volume du
fil à ligature, la question du fil simple ou du fil double,
des ligatures médiates ou immédiates est intimement liée à
l'étendue du sphacèle primitif des tuniques artérielles. Plus

---

(1) Voir une belle observation d'ulcération de l'artère fémorale par les
progrès d'un ulcère phagédénique des ganglions de l'aisne, ayant amené
la dénudation des vaisseaux fémoraux. relatée par le professeur Verneuil.
Arch. gén. de méd. octobre 1871.

volumineux en effet se trouve être le corps étranger en contact avec le vaisseau, plus étendue sera la dénudation des parois nécessaire à son application, et partant plus grandes les chances d'hémorrhagie secondaire. Sur ce sujet M. Gayet a fait des expériences intéressantes. Nous en citons deux (1). 1er cas : Cheval.Carotide droite dénudée à sa partie inférieure dans l'étendue de huit centimètres ; incision de cette artère et application d'un appareil hémodynamométrique. Deux ligatures, l'une au-dessus, l'autre au-dessous de la blessure artérielle. L'animal meurt d'hémorrhagie le 11e jour. — 2e cas : Ligature de la carotide droite à sa partie moyenne ; le vaisseau est dénudé dans l'étendue de 7 à 8 centimètres et a été tiraillé. L'animal, au bout de seize jours, donnant des signes évidents de mort prochaine est tué par la saignée. — On voit dans ces deux observations que le travail de mortification s'étend à la même hauteur sur les trois tuniques.

Le sphacèle par dénudation primitive porte tantôt sur l'extrémité libre d'un vaisseau sectionné en totalité (plaie d'amputation), tantôt sur la continuité de ce dernier. Un précepte fondamental pour les ligatures d'artères dans leur continuité, c'est de les dénuder exactement dans les limites nécessaires à la pose du fil. Quand on dissèque une tumeur adhérente à de gros vaisseaux, ces derniers se trouvent quelquefois tiraillés et dénudés. — « Si la dénudation existe sur une certaine longueur, la tunique externe se laisse couper trop tôt par la ligature et il survient une hémorrhagie secondaire. A la suite d'une extirpation de tumeur du bras pour laquelle j'avais dû dénuder l'artère humérale dans une étendue de trois centimètres sur toute sa circonférence, il se produisit une gangrène de la paroi sur toute la longueur de la dénudation » (2). Le résultat fut mortel dans l'observation suivante, empruntée à la thèse de Delbarre (3).

---

(1) Gayet, loc. cit. observ. 28 et 20.
(2) Verneuil cité par Delbarre. De la dénudation des artères, th. Paris, 1870.
(3) Loc. cit.

Obs. x. — Fibrôme de l'aisselle extirpé par le professeur Verneuil — lésion de l'artère axillaire ; hémorrhagie consécutive, mort.

Opération le 22 avril — des tiraillements sont exercés sur l'artère axillaire, le pouls disparaît aux artères radiale et cubitale. Ligature du tronc commun des artères scapulaires inférieure et circonflexe.— Le lendemain, douleurs très-vives dans tout le bras et dans la main. Ces douleurs lancinantes persistent pendant trois jours. Le quatrième jour, un frisson prolongé pendant la nuit, quelques vomissements continuant depuis l'opération ; second frisson quelques heures après le premier, se prolongeant pendant plus de deux heures ; à la suite de ce frisson, on découvre une hémorrhagie abondante. L'écoulement ne se fait point par jet ni par saccades, il s'arrête aisément par la compression directe à l'aide d'une éponge et reparaît dès que celle-ci est enlevée. Toutes les ligatures sont en place et tiennent bien. L'hémorrhagie se renouvelle quelques instants après (mort le même jour.)

Autopsie : La surface de la plaie commence à granuler en plusieurs points. Ailleurs elle est recouverte de lambeaux de tissu cellulaire sphacélés. L'inflammation est circonscrite au champ opératoire ; point de phlegmon diffus, ni de fusées purulentes — artère axillaire : vers le sommet du V du nerf médian elle présente une ouverture ovalaire à grand axe parallèle à celui du vaisseau, longue de 5 à 6 millimètres, large de 2 millim. à bords nets, mais minces, flasques et ramollis. L'artère est dénudée dans l'étendue de 1 centim. 1/2. La paroi est noirâtre, injectée de sang et entourée d'un tissu conjonctif sphacélé. Les tuniques interne et moyenne sont rompues circulairement et leurs bords divisés laissent entre eux un écartement de 5 millimètres environ. Du côté du bout cardiaque les tuniques sont froncées et paraissent obturer incomplètement la lumière du vaisseau.

On trouve en ce point un petit caillot fibrineux à peine adhérent, mais qui date de quelques jours. A 5 centimètres au-dessus de la lésion précédente, le tronc artériel est oblitéré par une ligature... L'hémorrhagie s'est effectuée par la déchirure de l'artère axillaire. Les tuniques interne et moyenne avaient été déchirées par le tiraillement de l'artère pendant la dissection de la tumeur. La tunique externe formait seule la paroi du vaisseau à cet endroit. — Elle s'est probablement rompue par suite de son ramollissement inflammatoire suivi de sphacèle, ulcération « ouverture sous l'effort latéral du sang. » (Verneuil).

Obs. xi.— (Communiquée par M. Demarquay). Un jeune homme fort et vigoureux portait dans l'aisselle une tumeur du volume d'une tête de fœtus à terme. Développée à la partie antérieure et supérieure de la région, cette tumeur était recouverte par le grand pectoral. Sa mobilité apparente tenait à ce qu'elle avait pris naissance au-dessous de la clavicule, au milieu du plexus axillaire. L'ablation en fut laborieuse. L'artère axillaire, *à laquelle elle adhérait intimement* fut coupée et liée. Du 9° au 10° jour après l'opération, survient, au moment même de la visite, une hémorrhagie extrêmement abondante. M. Demarquay met le vaisseau à découvert au fond de la plaie, y jette un fil, et le malade épuisé meurt entre ses mains !

D'autres procédés que la ligature déterminent quelquefois un sphacèle des parois tellement étendu que le danger des hémorrhagies secondaires y est considérable.

OBS. XII. — Je trouve dans les Bulletins de la Société anatomique, année 1864 un fait d'hémorrhagie secondaire au 10 jour. Il s'agit d'une tumeur de la cuisse. M. Maisonneuve y avait appliqué son fameux procédé des flèches en chlorure de zinc. L'hémorrhagie qui survint brusquement nécessita séance tenante la ligature de l'artère fémorale.

Richard, à Beaujon, dut lier l'iliaque externe dans un cas semblable. Le même accident est arrivé dans la pratique de MM. Sédillot et Broca. Aussi l'attention des chirurgiens fut-elle bientôt attirée sur le danger des cautérisations au chlorure de zinc dans les régions parcourues par des vaisseaux volumineux. *Girouard* explique ainsi l'action de ce caustique au fond d'une plaie : « Il se combine avec les tuniques vasculaires, mais celles-ci conservent assez de solidité pour résister à l'effort du sang pendant 15 ou 20 minutes. Si alors on enlève le caustique par des ablutions aqueuses, la cautérisation s'arrête, le vaisseau se dessèche, se resserre, le sang cesse de le traverser ; mais si au contraire il continue d'agir, les parois du vaisseau sacrifié se ramollissent et le sang coule. »

La cautérisation au fer rouge ou à l'anse galvanique produit aussi une eschare susceptible, en se détachant, de laisser reparaître le sang ; mais en général il intervient là des causes *occasionnelles* ou *déterminantes*, sur lesquelles nous reviendrons à la fin du chapitre.

Enfin l'escharification primitive avec dénudation est souvent la cause des nombreuses hémorrhagies secondaires dans les blessures par armes à feu. Tous les auteurs ont insisté sur ce point : les observations abondent. Nous nous contenterons de citer l'observation 59° du livre de Roux, entre une foule d'autres : Coup de feu à la partie supérieure de la cuisse gauche. Simple dénudation de l'artère fémorale, — hémorrhagie consécutive, ligature par la méthode de Hunter. Mort.

En résumé le sphacèle porte sur une portion ou sur la totalité des parois. A la chute de l'eschare qui varie de 'rme, de nature suivant sa cause, ou par suite de son ramollissement, la section des parois vasculaires fait partie d'un foyer dont le reste est constitué par du tissu cellulaire en pleine suppuration, ou bien se trouve au fond d'une plaie déjà en voie de granulation (Observation X), ce qui amène une distinction dans le moment ou dans la période de cicatrisation pendant laquelle apparaît l'hémorrhagie, suivant: 1° que la plaie n'est pas encore détergée; 2° qu'elle est complètement détergée.

En général l'eschare ne se détache pas immédiatement dans toute son étendue. Cela peut arriver, mais le plus souvent, peut-être, il se fait un décollement progressif qui ouvre au sang d'abord un petit pertuis, puis une voie de plus en plus large; on doit tenir compte dans ce mécanisme de l'influence exercée par la *cause occasionnelle*. (Voir section B).

Si l'eschare en tombant, entraîne avec elle la portion du caillot adhérente aux parois sphacélées, le calibre du vaisseau devient béant, l'hémorrhagie est immédiate. S'il y a un caillot, encore adhérent aux parois au-delà des parties mortifiées, il faut que ce dernier se trouve chassé par la poussée du sang. En pareil cas, il est rare de trouver un caillot adhérent ; ce dernier se ramollit plutôt, nous étudierons mieux ce genre d'altération après avoir passé en revue celles qui dépendent de l'ulcération inflammatoire des parois vasculaires.

§ 2. *Hémorrhagies secondaires par ramollissement inflammatoire.*

Le résultat auquel aboutit le sphacèle des extrémités vasculaires, c'est-à-dire *l'ulcération*, est celui qu'amènent aussi les altérations dépendantes d'une artérite ou d'une phlébite suppurée. Nous devons nous arrêter un peu plus longuement sur l'anatomie pathologique de cette seconde sorte d'ulcérations, en examinant tour à tour les lésions des membranes vasculaires et celles du caillot.

L'étude des phénomènes de réaction vitale qui tendent à l'hémostase définitive, nous a montré le développement aux extrémités vasculaires d'un double processus inflammatoire. L'un porte sur la membrane interne, endothéliale, en rapport avec le caillot, l'autre sur la tunique celluleuse. Le mécanisme de l'ouverture secondaire des vaisseaux se produit tantôt par sphacèle, objet du précédent paragraphe, tantôt par ramollissement inflammatoire.

Longtemps controversée, la question pathogénique de l'inflammation et de la suppuration des membranes artérielles et veineuses est aujourd'hui à peu près résolue. On sait que si l'irritation inflammatoire des tissus péri-vasculaires peut troubler le travail d'hémostase définitive en se propageant aux canaux sanguins, c'est à la faveur d'une condition anatomique signalée déjà en tête de cet article, la *dénudation* du vaisseau. Vienne à s'ouvrir ou à s'enflammer la gaîne celluleuse qui protége normalement celui-ci, la tunique externe d'abord, puis la moyenne et l'interne, seront bientôt à leur tour enflammées, ramollies, ulcérées, les altérations gagnent enfin le caillot obturateur, l'hémostase est détruite; l'hémorrhagie secondaire apparaît.

Ces données sommaires résultent à la fois des expériences sur les animaux et des observations chez l'homme. Il suffit de citer les faits suivants empruntés à la thèse de Cocteau (1) : 1° Fémorale gauche liée chez un chien, le 9 décembre. enlevée le 22. Fil à ligature détaché, petit abcès dans la gaîne des vaisseaux, s'ouvrant au dehors par la plaie faite pour la ligature. Bouts artériels éloignés de 7 millimètres; le pus baigne la base des caillots. Le supérieur a 5 millimètres de hauteur, conique, à sommet tronqué vers

---

(1) Expér. vi et vii, p. 19 et 20.

le cœur, peu adhérent, blanchâtre ; l'inférieur petit, irrégu
lier, n'a que 2 millimètres de longueur. Les tuniques artérielles sont ramollies, friables, dans l'étendue de l'abcès.—
2° Fémorale gauche liée le 3 décembre, enlevée le 24. Le
fil n'est pas tombé, une petite portion de la gaîne est comprise dans l'anse. Extrémité cardiaque éloignée de la périphérique de 2 millimètres. Caillot de 3 millimètres, n'arri-
vant pas jusqu'à l'extrémité des tuniques internes qui sont
baignées de pus, ramollies, et qui auraient été certainement éliminées si l'animal n'avait été sacrifié que plus
tard. Plus loin, au niveau de ce petit caillot, elles ont leur
apparence normale.

Nous décrivons, d'après les observations dont suit plus
loin le détail (section B), l'ordre et l'enchaînement des lésions chez l'homme.

La plaie présente presque toujours des désordres importants, variables suivant les cas. Ils consistent en suppurations prolongées avec fusées sous-cutanées, inter-
musculaires ou profondes, suppuration franche ou souvent
putride et associée aux complications de la pourriture
d'hôpital. Souvent l'extension des fusées purulentes dé-
nude au loin les faisceaux vasculo-nerveux principaux du
membre. Si l'artère a été primitivement dénudée, l'inflammation attaque d'emblée sa tunique externe ; dans le
cas contraire elle se propage d'abord à la gaîne celluleuse
soit à partir de l'extrémité coupée, soit sur un point plus
ou moins éloigné de cette dernière ou de la ligature, si le
fil a été appliqué dans la continuité du vaisseau.

Il n'est pas toujours facile de saisir quelle cause détermine ce mode particulier d'ulcération. Nous rapporterons
un cas emprunté à M. le professeur Richet, où la présence
de plaques athéromateuses ou calcaires semble l'avoir provoquée (1). D'autres fois on a pu constater dans le même
sens l'action d'un tronçon de nerf, d'esquilles osseuses,
d'un corps étranger compris dans l'anse du fil. Une fois

____

(1) V. Observ. xxxi.

le vaisseau pris, les altérations peuvent remonter fort loin ; on trouvera des abcès de la gaîne en communication avec les foyers purulents voisins.

Quant aux membranes vasculaires elles-mêmes, elles commencent par présenter un certain degré de rougeur, d'injection et d'épaississement, elles perdent leur transparence, deviennent molles, friables, dans toute l'étendue de la dénudation ou de la portion en contact avec la suppuration extérieure. On a signalé l'inégalité des divers processus, le décollement des tuniques, et même, surtout dans les veines, la présence de petites collections purulentes intrapariétales.

L'*ulcération* elle-même, dernier stade des altérations précédentes, se montre tantôt *terminale*, tantôt *latérale* (observations xx, xxvi, xxxi, xxxii), et située à une distance variable du niveau de section du vaisseau où d'application de la ligature. Dans l'ulcération terminale, les tuniques s'arrêtent brusquement au niveau de la plaie par un cercle de suppuration en contact avec l'extrémité inférieure du caillot, quelquefois le pus remonte à une certaine hauteur dans l'intérieur même du vaisseau ou se confond avec les portions inférieures et suppurées du caillot. L'ulcère latéral peut être unique ou multiple (cas de Everard Home) de figure arrondie, ovale, à bords nets, irréguliers, sinueux, etc...

Pour que ces altérations progressives déterminent une hémorrhagie secondaire, il faut encore le concours de plusieurs conditions. Et d'abord l'ulcération ne doit pas être obstruée par un organe voisin, par exemple une veine adhérente et remplie par un coagulum (observation xxx). Il faut encore qu'il n'y ait plus de caillot intra-vasculaire, ou du moins que ce dernier se ramollisse ou qu'il puisse être expulsé par l'effort de l'ondée sanguine. Cela implique plusieurs cas : 1° Il y a ramollissement du caillot en même temps que des tuniques artérielles. Dès lors on ne distingue plus au microscope de limite nette à la rencontre de la substance centrale ramollie et des cellules endothéliales qui s'avancent vers le centre du vaisseau. La colonne sanguine s'insinue entre le caillot et la paroi, repousse devant elle les cellules purulentes et se fraye un canal jusqu'à l'ulcération. Ce canal s'agrandit peu à peu, et l'écoulement du sang faible d'abord, devient ensuite un jet vigoureux.

2° Quand une ulcération latérale correspond à la portion non encore adhérente du caillot, au-dessus de la prolifération endothéliale, ou bien lorsque cette dernière a, dans le cas d'ulcération terminale, éprouvé quelque retard, la suppuration détruit la base du caillot primitif, seule adhérente, et l'effort du sang n'a plus de peine à chasser devant lui, le reste du caillot devenu libre. Le degré de longueur du caillot primitif joue donc ici son rôle. On peut voir dans le musée Dupuytren des pièces anatomiques où les dimensions suffisantes du caillot ont mis les malades à l'abri de l'hémorrhagie secondaire, malgré la fonte purulente et putride de l'extrémité pariétale du vaisseau et même du caillot (pièces numéros 107, 109, 110, 111). — Ces deux conditions inverses se trouvent réalisées dans l'observation xxi. On y voit que l'hémorrhagie s'est effectuée par le bout inférieur où ne s'était formé qu'un caillot de petit volume, tandis que celui du bout supérieur a résisté au ramollissement puriforme de l'artère (voir Chapitre II).

Notons encore un caractère anatomique commun aux hémorrhagies de cette classe ; elles se font toujours à une époque où la plaie des parties molles n'est pas encore complètement détergée, c'est-à-dire entrée en granulation franche. Cela se conçoit ; cette dernière circonstance implique précisément l'absence des complications locales, altérations primitives à celles que nous étudions.

En résumé les conditions anatomo-pathologiques locales sont dépendantes :

1° Des parois vasculaires : dénudation, ramollissement gangréneux ou inflammatoire. ulcération ;

2° du caillot : absence totale, brièveté, retard dans l'organisation. ramollissement...

Toutes les altérations étudiées dans la *section* B sont rarement d'origine *intrinsèque* relativement aux parois

vasculaires (1); mais plutôt d'origine *extrinsèque*; et tan_
tôt elles proviennent de lésions périvasculaires antérieures
tantôt peut-être de diverses altérations du sang.

De leur côté, les lésions d'origine *extrinsèque péri-vasculaire* sont imputables à diverses circonstances telles que :
Le genre de traumatisme en lui-même, la méthode hémostatique mise en usage, la direction donnée au traitement
de la plaie, etc., circonstances que l'on peut qualifier du
titre suivant:

SECTION C. — CAUSES PRÉDISPOSANTES LOCALES.

1. *Influence du traumatisme en lui-même.* Il convient
de placer en tête les blessures par armes à feu. Nous avons
signalé plus haut leur mode d'action par production d'eschares primitives ; mais elles se compliquent souvent en
outre de graves désordres locaux : fragments d'étoffe, pièces de harnais, corps étrangers divers entraînés dans la
plaie et y séjournant avec le projectile ; esquilles osseuses
par fractures comminutives. *Présence et séjour de volumineux caillots dont la putréfaction se propage au caillot
hémostatique.*

Obs. XIII. — (Personnelle). Jules M..., 44 ans, a été frappé
en mai 1871 d'un coup de feu à la jambe gauche. La balle est
sortie le 25ᵉ jour. Le traitement de la blessure a duré huit
mois. Il entre le 9 avril 1872 à l'hôpital de Lariboisière, dans
le service de M. Verneuil. Le trajet ancien s'était enflammé
depuis quelque temps ; et un abcès est développé à l'extrémité
opposée. *L'incision de l'abcès donne issue à un fragment de drap
de pantalon* entraîné au dehors par l'écoulement du pus. —
Drainage, injections iodées — quelques jours après. léger
écoulement de sang à la visite du matin, avec un peu de malaise général, mais sans frisson ni fièvre, sans douleur dans
la plaie. L'écoulement se reproduit le soir. — Le lendemain,
21 juin, nouvelle hémorrhagie, plus abondante cette fois, se
répétant encore le soir. Le 22 matin, 5ᵉ écoulement de sang,
cette fois presque insignifiant; — dans la journée il sortit une
nouvelle parcelle de drap, extrêmement minime. — 60 centigrammes de sulfate de quinine; — le 23, encore quelques

---

(1) Excepté le cas de plaque athéromateuse ou calcaire, comme dans
l'observ. XXXI.

gouttes de sang ; même dose de quinine. Aucun soupçon d'impaludisme.

Roux avait bien reconnu que les plaies par armes à feu exposent de plusieurs manières au danger des hémorrhagies secondaires : 1° par escharification ; 2° par lacération, déchirures des vaisseaux en contact avec des extrémités osseuses, des esquilles détachées par le fracas de la blessure. Il prétend que celles qui succèdent au second mécanisme ne se manifestent guère que du 15° au 20° jour; les autres, du 8ᵉ au 10ᵉ jour. Enfin, d'après lui, l'accident serait plus fréquent à la suite des fractures comminutives de la cuisse, « parce que généralement (il parle de la pratique de son temps) on y procède avec moins de hardiesse aux incisions, débridements, etc., et qu'il est plus difficile de maintenir le membre dans un repos absolu, dans une parfaite immobilité, non moins qu'à s'opposer à la vacillation des esquilles. » (1) Nous citons en abrégé quelques-unes de ses observations :

Obs. xiv. — Coup de feu à la cuisse, fracture du fémur — hémorrhagie au bout de 15 jours. — Ligature de la fémorale au-dessus de la plaie; mort prompte pas d'autopsie.

Obs. xv. — Coup de feu à la cuisse; fracture du fémur; hémorrhagie le 16ᵉ jour; ligature de la fémorale au dessous du pubis; mort prompte; pas d'autopsie.

Obs. xvi. — Coup de feu à l'épaule; ouverture de l'artère axillaire; hémorrhagie presque foudroyante le 16° jour; syncope combattue avec un succès passager par la compression de l'aorte abdominale; mort quelques instants après; pas d'autopsie.

Obs. xvii. — Coup de feu à la partie moyenne de la cuisse droite; hémorrhagie le 10ᵉ jour; ligature de l'artère au-dessus de la plaie. L'hémorrhagie continue : seconde ligature séance tenante, au-dessus de la première; gangrène très-rapide du membre, mort ; pas d'autopsie.

Obs. xviii. — (Communiquée par M. le docteur Lannelongue, professeur agrégé à la Faculté): Plaie de la face par arme à feu. La balle s'est logée dans la gouttière parotidienne

---

(1) Roux, loc. cit. p. 398, lettre x.

gauche, après avoir fracturé l'os malaire et la branche montante du maxillaire inférieur du même côté. A partir du 8e jour, la suppuration devient sanieuse, sanguinolente même, et au 15e jour une hémorrhagie foudroyante fait périr le malade. A l'autopsie on trouva la maxillaire interne coupée en deux.

Obs. xix. — Eclat d'obus à la jambe gauche, amputation immédiate au lieu d'élection, enlèvement du péroné, hémorrhagie secondaire, guérison. Br..., 19 ans, a la jambe gauche broyée par un éclat d'obus; hémorrhagie primitive abondante, amputation de la jambe à travers les condyles. Ligature de la poplitée seulement. Réunion de la peau par des points de suture entrecoupée. — Au 5e jour, hémorrhagie secondaire, 200 grammes de sang environ; bourdonnets imbibés de perchlorure de fer, compresse graduée, bande roulée. Guérison sans autre accident (1).

Obs. xx. — (Empruntée à la thèse de Machenaud). Fracture de la jambe droite compliquée de plaies. Inflammation phlegmoneuse ; résection des fragments supérieurs du tibia et du péroné, drainages, hémorrhagies consécutives. Ligature de l'artère fémorale à l'anneau du 3e adducteur, suppuration de la plaie de la ligature, hémorrhagie foudroyante de la fémorale. La première hémorrhagie eut lieu au 20e jour, alors que la suppuration de la plaie était très-abondante. On dut lier la fémorale. La plaie de la ligature vint aussi à suppurer avec des fusées purulentes, l'hémorrhagie foudroyante eut lieu au 26e jour. L'artère fémorale présentait dans son intérieur un caillot mollasse, non adhérent partout. Près de l'extrémité inférieure du bout supérieur on constate une ulcération *latérale* par où s'est faite l'hémorrhagie. Une circonstance de l'autopsie importante à noter est l'oblitération des veines nombreuses dans la jambe, d'où la difficulté de la circulation en retour et l'augmentation de la tension vasculaire dans le membre.

Obs. xxi. — (Communiquée par G. Marcano, interne des hôpitaux). Julien Ferry, 29 ans, tambour de gendarmes à pied. Cet individu reçoit une balle de chassepot à la partie supérieure et externe du mollet droit ; sur son chemin elle a fracturé comminutivement le péroné ; en introduisant le doigt par l'ouverture d'entrée qui est étroite, on sent des esquilles dans le foyer de la fracture. Le fragment inférieur de l'os présente des dentelures et irrégularités. Excellent état général. Pansements à l'alcool : potion cordiale. 10 avril, trois jours après la blessure, établissement de la suppuration. 19 avril, petit abcès au bord interne du mollet, voisin de l'ori-

---

(1) *Bérenger-Ferrand*. Coup-d'œil sur les amputations de jambes, pratiquées dans la 2e division, etc... etc... Bull. gén. de thérap. 1871.

fice de sortie de la balle : on ouvre et on débride. Amélioration de l'état local, la plaie commence à se déterger. 27 avril, céphalalgie très-intense, frisson ; 120 pulsations ; agitation, soif vive, nuit mauvaise (1 gr. 50 de sulfate de quinine). 28, nouveau frisson ; 29, à minuit, *hémorrhagie très-intense* par les deux orifices de la plaie. Compression avec amadou ; à 2 heures du matin, récidive de l'hémorrhagie. Perchlorure de fer. — 2 mai, on ôte la compression. — 4 mai, à la visite du matin, céphalalgie, inquiétude, frisson d'une demi-heure. On redoute le retour d'une hémorrhagie en raison de ces symptômes. En effet, celle-ci se montre avec abondance vers 4 heures du soir. Application de la pelote de *J. L. Petit* sur la fémorale. Perchlorure de fer intus et extra ; 5 mai, retour à l'état normal, grande faiblesse, 7 mai, mêmes symptômes prémonitoires que précédemment, hémorrhagie à 2 heures après-midi, puis à minuit ; 8 mai, on enlève le pansement pour lier l'artère dans la plaie, aussitôt un vigoureux jet de sang vient inonder le lit. M. Th. Anger se voit obligé de faire la ligature de la fémorale un peu au-dessus de l'anneau du 3ᵉ adducteur. L'hémorrhagie s'arrête ; 12 mai, écoulement du sang aux deux angles de la plaie de la ligature, application du compresseur de *J. L. Petit* au pli inguinal, — délire, anxiété, soubresauts tendineux ; 14 mai, petite hémorrhagie s'arrêtant d'elle-même faiblesse et excessive, début de l'agonie ; mort le surlendemain.

Autopsie. — Fracture du péroné. Une partie de la plaie est comblée par le cal en voie de formation, infiltration purulente de tout le mollet. La ligature de la fémorale tient encore faiblement. Au niveau de la ligature on trouve une masse de tissu ramolli et gangréné, sorte de magma du milieu duquel émerge le fil de la ligature. Le bout supérieur est obstrué par un caillot adhérent ; le bout inférieur ne contient qu'un petit caillot qui ne comble pas tout le calibre de l'artère ; un espace existe entre le caillot et la paroi, espace par où le sang s'est fait jour. La veine fémorale accolée offre des parois épaissies manifestement enflammées ; sa portion correspondante à la ligature de l'artère est comblée par un assez gros coagulum. Les artères jumelles sont entourées de pus. Elles communiquent largement avec le foyer de la fracture : Elles sont enflammées et l'une d'elles surtout présente une ouverture qui sans doute était la source des premières hémorrhagies.

Cette observation, que nous devons à l'obligeance de notre très-distingué collègue et excellent ami, Marcano, renferme des points nombreux dignes du plus grand intérêt, non-seulement au point de vue anatomo-pathologique, mais encore relativement à la symptomatologie, comme nous le verrons plus loin.

2° influence de la méthode et du procédé hémostatique mis en usage. Cline, cité par Cocteau, pratiqua dans un cas la ligature de la fémorale avec un ruban double, de dix ou douze lignes de largeur, en interposant un morceau de liége long d'un pouce. Le malade étant mort au 9e jour, on peut constater que toute la portion de l'artère comprise dans le ruban était ulcérée et que des abcès s'étaient formés tout le long de la cuisse. Nous savons tous les efforts des chirurgiens pour substituer à la ligature d'autres méthodes, telles que la torsion, l'acupressure, etc. Nous avons suffisamment exposé plus haut l'influence de la nature du fil sur l'extension de l'inflammation ulcérative.

Pouteau, (1) en expérimentant sur un chien, comprit le nerf crural et l'artère dans la même anse de fil. Une hémorrhagie mortelle parut au 5e jour par ulcération du vaisseau.

3° Influence du mode de pansement de la plaie. Si les procédés ou les méthodes qui nécessitent une ouverture large de la gaîne vasculaire, un traumatisme violent de cette dernière, prédisposent à la suppuration des membranes artérielles dans le cas même où la suppuration du tissu cellulaire trouve au dehors un écoulement facile ; à plus forte raison ces altérations se produiront-elles mieux encore si le pus est retenu au contact des extrémités vasculaires divisées par une disposition défectueuse de la plaie extérieure. Nous avons surtout en vue ici les hémorrhagies secondaires dans les tentatives de *réunion immédiate des plaies.* L'expérience IIe de la thèse de Cocteau en offre un bel exemple :

« Tout partisan que je sois resté, dit Roux (2), de cette réunion immédiate, que j'ai peut-être contribué à mettre en faveur, je n'oserais pas affirmer qu'elle ne prédispose pas quelque peu aux hémorrhagies consécutives. » Il cite le fait suivant :

OBS. XXII. — Varice anévrysmale au pli du bras, suite de

---

(1) Poutheau, œuvres chirurgicales.
(2) Loc. cit.

saignée; double ligature, au-dessus et au-dessous de l'orifice de communication; gangrène du membre. Amputation du bras par la méthode à lambeaux et réunion immédiate. Hémorrhagie secondaire au 10ᵉ jour, ligature de l'humérale à sa partie supérieure ; guérison.

Les tentatives de réunion par première intention des plaies irrégulières, profondes, anfractueuses, sont plus funestes encore peut-être 'et plus fatalement suivies d'hémorrhagies secondaires. En voici deux exemples remarquables :

OBS. XXIII. — Blessure de l'artère fessière. Hémorrhagies primitives et consécutives; débridement ; guérison (1). — Un homme reçoit un coup de couteau dans la fesse le 25 février : hémorrhagie artérielle en jet par une plaie longue de 3 centimètres. Une heure après, *un vétérinaire* fait une suture entortillée de la peau en comprenant le muscle ; 3 mars, on retire les épingles : la réunion immédiate est incomplète; 4 mars, hémorrhagie secondaire qu'on estime à un litre; suppression spontanée, application de plusieurs tampons imbibés de perchlorure de fer. On constate un décollement qui va jusqu'au squelette; 11 mars, nouvelle hémorrhagie aboudante, s'arrêtant encore spontanément; 12 mars, exsudation sanguine; état général alarmant, pouls petit, à 120 ; suppuration abondante de la plaie nécessitant une contre-ouverture ; 17 mars, large débridement, on lie cinq à six artères innommées qui donnaient du sang. On arrive au-dessous du muscle fessier dans un vaste clapier rempli de caillots et de plus sous lesquels on trouve une « plaie granuleuse. » La ligature de l'artère fessière n'est pas faite ; ses battements paraissent très-nettement sous les bourgeons charnus. Guérison sans accidents nouveaux.

OBS. XXIV. — (Personnelle). Plaie de la fesse, par éclat de vitre ; tentative de réunion immédiate ; hémorrhagie secondaire; guérison. — Désiré M... 40 ans, entre le 12 mars 1872 à l'hôpital Lariboisière dans le service du professeur Verneuil (Salle Saint-Louis, nᵒ 9). Il est atteint d'une plaie de la fesse gauche, longue de 14 centimètres. Une suture entortillée a été appliquée en ville pour tenter la réunion immédiate. Les quatre premiers jours, on n'observe rien de particulier du côté de la plaie. Dans la journée du 16, malaise, soif, céphalalgie, frisson d'une demi-heure de durée (signes prémonitoires). Aussitôt que le frisson cesse, il se déclare par la plaie une hémorrhagie assez notable pour tacher toute la surface d'une alèze. Le 17 mars, T. A. 38° 9 le matin, 38° 3 le soir ; la

---

(1) Devalz. Gaz. méd. de Bordeaux, 5 avril 1873.

suture s'est rompue à la partie médiane. Un stylet introduit par cette ouverture pénètre jusqu'à une profondeur de 5 à 6 centimètres dans une cavité remplic de pus mêlé avec des caillots. L'hémorrhagie ne s'est pas reproduite.

Ces deux observations, dont les faits se passaient précisément dans le même temps, sont des plus instructives. On remarque la facilité de la suppuration de la gaîne vasculaire chez les animaux en expérience, dont la peau se réunit promptement par première intention, quand les bords de la plaie ont été rapprochés (Cocteau).

Le retard apporté aux amputations traumatiques primitives, surtout après les blessures par armes à feu, est bien souvent cause d'hémorrhagies secondaires, en favorisant l'établissement des suppurations locales, et certaines complications générales dont il sera question plus loin. Les exemples en abondent ; aussi est-ce un argument puissant dans la discussion élevée au sujet de la prééminence des amputations immédiates sur les amputations retardées.

En voici un exemple remarquable où l'amputation ne peut être faite que 25 jours après la blessure :

Obs. **xxv.** — (Empruntée au mém. de Bérenger Féraud) éclat d'obus à la malléole externe droite : tentative de conservation accidents inflammatoires ; amputation tardive de la jambe au lieu d'élection ; hémorrhagies secondaires ; guérison.

Blessé apporté le 31 janvier au Val-de-Grâce (il avait été atteint le 19) mauvais état local, plaie blafarde au-dessus de la malléole externe donnant beaucoup de pus ; plaie au-dessus de la malléole interne communiquant avec l'autre — altérations probables des articulations tarsiennes. Aggravation de l'état local ; état général bientôt mauvais : *diarrhée*, un *frisson* le 10 février. Un second frisson le 12 février, véritable accès de fièvre, — amputation le 13 fév. (Le blessé s'y était toujours opposé jusque là).

Méthode circulaire — Trois artères liées — réunion par douze serres fines.

18 février, quelques plaques arrondies de sphacèle cutané sur le moignon. — 20 fév. les points de suture ont échoué, pansement à plat. — 21 février hémorrhagie artérielle (300 gram. de sang.)

L'écoulement a lieu par la tibiale postérieure, dont *les tuniques friables ne laissent présenter aucune résistance à la ligature.* Compression graduée à l'aide de bourdonnets de charpie imbibés de perchlorure de fer. L'artère tibiale est saisie par une pince qu'on laisse en place jusqu'au 27 février ainsi que les bourdonnets. — Puis on passe au charbon. — 28 février plaie délergée et bourgeonnante y compris les surfaces de section des os. — 2 mars Progrès de la cicatrisation — Guérison.

4° *Influence d'un mauvais état général, des altérations primitives du sang.* Les observations de cette catégorie où les altérations périvasculaires sont manifestement liées à un mauvais état général, soit primitif, soit lui-même consécutif aux complications locales, appartiendraient en réalité au chapitre de l'Etiologie Générale (ch. vi). Toutefois nous les croyons fort bien placées ici, vu les détails que plusieurs d'entre elles nous fournissent sur les conditions anatomo-pathologiques des hémorrhagies secondaires.

Obs. xxvi.—(Communiquée par M. Lannelongue). Amputation de cuisse par la méthode circulaire, pour une blessure de guerre, le 20 octobre 1870. — Une suppuration putride avec dégagement de gaz s'établit les jours suivants. — Hémorrhagie foudroyante au 9e *jour.* On constate qu'elle avait sa source dans une ulcération latérale, longue d'un demi-centimètre, située sur l'artère fémorale à un centim. au-dessus du fil. Entre l'ulcération et la ligature, on trouvait les restes d'un caillot encore adhérent mais ramolli. Il y avait un décollement notable autour de l'extrémité artérielle.

Abernethy, cité par Cocteau, a observé un cas dont voici le résumé.

Obs xxvii. — Une hémorrhagie foudroyante survient au 3e jour d'une ligature d'artère fémorale, à la suite de symptômes généraux graves. La plaie donnait une suppuration putride abondante. L'artère fémorale très-enflammée se terminait par un orifice pulpeux et semblait être en suppuration.

Enregistrons le bizarre fait suivant extrait du *British médical Journal* (1) :

Obs. xxviii. — Une enquête judiciaire fut ouverte sur le cas d'un nommé Sullivan, qui avait succombé à l'hôpital Saint-Georges par une hémorrhagie secondaire, huit jours après l'amputation de la cuisse. L'opération pratiquée par M. Holmes

---

(1) Numéro d'août 1873.

était nécessitée par une arthrite du genou d'origine traumatique. L'hémorrhagie eut pour cause l'ulcération de l'artère au niveau de la ligature. On s'était servi d'un fil en boyau de chat. Le jury déchargea le chirurgien des poursuites. — Trait piquant des mœurs anglaises !

OBS. XXIX. — (Empruntée à Roux. (1). Anévrysme de l'artère poplitée droite. — Ligature par la méthode de Hunter. — Chute du fil au 22ᵉ jour. — Première hémorrhagie consécutive le 50ᵉ jour après l'opération ; plusieurs autres successivement — On lie l'artère iliaque externe, puis plus tard la fémorale, au-dessus de la musculaire profonde (?) Il y eut en tout quatre hémorrhagies secondaires revenant chacune le matin pendant quatre jours. — Les bords de la plaie s'étaient tuméfiés et avaient pris une teinte violacée. *L'artère crurale fut trouvée en mauvais état lors de la ligature.*

Billroth rapporte un cas d'hémorrhagie secondaire à la fin de la 3ᵉ semaine, par suppuration de la paroi artérielle et chute du caillot (2).

OBS. XXX. — *Tumeur vasculaire volumineuse développée dans la partie supérieure de l'humérus chez un homme de 59 ans ; extirpation — description de la pièce anatomique ; hémorrhagies secondaires multiples : mort ; autopsie. (3).*

Nous extrayons seulement de cette longue observation ce qui intéresse notre sujet. — La désarticulation de l'épaule une fois pratiquée, on dut lier l'artère axillaire, la scapulaire commune qui était très-volumineuse ; quelques autres artères, et aussi la veine axillaire. L'opération avait lieu le 24 juin 1846. — 27 *juin*, les lèvres de la plaie sont œdématiées à peine de réaction. — 29 *juin* même œdème et aspect blafard de la plaie ; néanmoins commencement de cicatrisation. — 4 *juillet*, des bourgeons charnus recouvrent partout la plaie. 9, un frisson plus intense ; plaie grise, pus séreux, — 10, amélioration ; cependant : 1ʳᵉ hémorrhagie assez considérable ; une palette environ. s'arrêtant d'elle-même ; — 13, récidive de l'hémorrhagie, plus abondante. Elle se serait faite en nappe. — 17, troisième hémorrhagie se faisant par saccades : environ 200 grammes de sang écoulé ; compression légère. — 19. Quatrième hémorrhagie, faible ; cautérisation au fer rouge. — 22. Cinquième hémorrhagie ; compression de la plaie et, de la sous-clavière ; ligature de cette dernière en dehors des scalènes, — 120 pulsations ; vomissements, diarrhée, pâleur de

---

(1) Loc. cit. p. 184.
(2) Pathol. chirurg. génér. p. 480.
(3) Empruntée à M. le professeur *Richet.* Recherches sur les tumeurs vasculaires des os, etc... Arch. de méd. 1864 p. 641.

7

la face ; vive douleur de côté ; aggravation des symptômes ; mort le 26 juillet.

Autopsie. — Lambeaux de la plaie d'opération réunis dans les trois quarts de leur hauteur, écartés en bas par un inter-valle de 2 à 3 centimètres, qui communique dans un cul-de-sac de 2 centim. de profondeur, tapissé d'une membrane pyogénique épaisse de 2 millim., grisâtre et résistante. — L'artère axillaire a été coupée 2 centim. au-dessous de la nais-sance de la sous-scapulaire. La plaie du moignon est occupée par un caillot ramolli à peine reconnaissable pour un caillot sanguin tant il est infiltré de pus ; n'ayant plus d'adhérences avec le tube artériel dans lequel il joue et ne se prolongeant pas du côté du cœur... *Les parois artérielles étaient ramollies* dans le point correspondant au caillot et il était de toute évi-dence que cette artérite suppurée de l'extrémité de l'axillaire avait été la cause des hémorrhagies répétées. — Dans la veine axillaire, caillot adhérent, non ramolli, sans altération des parois.

OBS. XXXI. — (Empruntée à la thèse de Cocteau)(1). Ampu-tation de la cuisse chez un homme de 60 ans. Mort au 55e jour. — L'artère fémorale était volumineuse, ossifiée, à parois rigides, sans tendance à l'affaiblissement malgré une cons-triction assez forte. A l'autopsie, l'artère, la veine fémorale et le nerf saphène interne, forment ensemble une seule masse, et sont confondus dans une hauteur de 5 centimètres. Supé-rieurement l'artère présente un renflement et se termine en-suite par un cordon effilé en se rapprochant de la cicatrice. L'artère isolée de la veine, laisse voir une *ulcération circulaire* de deux millimètres de diamètre, située à 3 centimètres au-dessus de la terminaison du vaisseau. — L'ulcération conduit dans le canal. A ce niveau existe une plaque calcaire qui sem-ble être la cause de l'ulcération ; au-dessous, l'artère est rem-plie par un caillot. Avant la dissection, la perforation était formée par l'apposition de la veine adhérente à l'artère et gon-flée par un coagulum intérieur.

OBS. XXXII. — (Empruntée à la thèse de Cocteau (2). Extir-pation par M. le professeur Gosselin d'une tumeur fibro-plas-tique du creux poplité chez un homme adulte. La veine et l'artère poplitée sont liées. Mort au 12e jour par hémorrha-gie foudroyante. La ligature était tombée le 7e jour ; et la plaie semblait marcher assez bien vers la guérison, malgré quel-ques plaques érysipélateuses des bords du moignon. — L'ar-tère poplitée montre des débris fibrineux, sur sa membrane interne. Ils sont dus au ramollissement du caillot dont on retrouve quelques traces jusqu'à une hauteur de 2 centimè-

---

(1) Loc. cit. p. 34.
(2) Loc. cit. p. 50.

tres. Cette même paroi est en outre recouverte d'une certaine quantité de liquide trouble, puriforme. L'artère à son extrémité libre est rouge, .finement injectée, sans coloration intense; la tunique celluleuse paraît normale, recouverte en dedans par des détritus provenant du caillot et des tuniques internes. Celles-ci, à partir de la ligature, sont détruites, sur une longueur d'un centimètre et demi; elles sont limitées inférieurement par une ligne très-irrégulière. Au-dessous de cette ligne, et à leur place, on voit quelques débris jaunes rougeâtres avec un petit caillot plus foncé, reste du coagulum primitif. Elles sont en outre décollées de la tunique adventice, et présentent une petite déchirure sur l'un des bords. Un liquide putride baigne la partie qui a perdu ses adhérences à la tunique celluleuse. — En résumé : ulcération des membranes internes, ramollissement puriforme du caillot confirmé par l'examen microscopique.

L'ulcération dans tous les cas précédents était unique. Nous avons dit cependant qu'on en avait quelquefois rencontré plusieurs à la fois.

Ev. Home cité par Hogdson (1) aurait vu un exemple où plusieurs petites ulcérations avaient détruit la paroi artérielle en des points multiples et livré passage à une hémorrhagie mortelle. C'était le 12e jour d'une ligature de la fémorale pour un anévrysme poplité.

La complication de *pourriture d'hôpital* dont plusieurs des observations précédentes renferment des exemples se trouvent bien exposée par les auteurs du Compendium de chirurgie qui citent les *faits* connus de Delpech, Hennen, Samuel Cooper (2).

Nous avons passé en revue: 1° les altérations anatomiques qui constituent les *causes immédiates, efficientes* des hémorrhagies secondaires tardives (section B) ; 2° les conditions extra-vasculaires que nous avons qualifiées de *causes prédisposantes locales* (section C). Or l'hémorrhagie secondaire, ainsi que le prouvent toutes les observations précédentes, survient fréquemment par les seuls progrès de ces lésions multiples et diverses, arrivées à leur terme ultime : la destruction de l'hémostase.

---

(1) Loc. cit. Trad. Breschet.
(2) Compend. t. i. p. 365.

′ Mais il y a d'autre cas où les lésions préparatoires restant d'ailleurs les mêmes, et suivant le même enchaînement, l'hémorrhagie cependant arrive plutôt par l'effet de conditions d'un autre ordre qu'on peut considérer comme des causes *occasionnelles* ou *déterminantes, accidentelles.* D'autres fois enfin l'action de ces causes fait apparaître *l'hémorrhagie , alors que les altérations anatomiques,* resteraient impuissantes à la produire par elles seules ; l'étude rapide de ces causes doit être l'objet d'un dernier paragraphe qui terminera le chapitre V.

SECTION D. — *Des causes occasionnelles ou déterminantes des hémorrhagies secondaires tardives.*

Elles sont de deux sortes, les unes purement mécaniques, les autres physiologiques ; l'association de ces deux ordres de causes n'est pas rare : un accident mécanique engendrant un trouble physiologique immédiat dans le système circulatoire, qui provoque l'écoulement du sang à l'instant même.

Parmi les causes purement mécaniques, il en est qui viennent du dehors et consistent en véritables traumatismes agissant à un degré variable sur la plaie : chocs, attouchements inconsidérés, pansements maladroits ; nous ne nous y arrêterons pas ; il en est d'autres qui viennent du blessé lui-même et qui consistent en mouvements intempestifs de la région blessée ou actions susceptibles d'amener un trouble local de la circulation dans les vaisseaux lésés.

Nous avons vu combien les hémorrhagies secondaires précoces sont fréquentes après les opérations sur la langue, nous en avons signalé la raison. Les hémorrhagies secondaires tardives ne sont pas moins souvent observées dans les mêmes conditions. En voici plusieurs exemples remarquables.

OBS. — XXXIII.(Empruntée à Roux)(1) : Plaie de la langue par

---

(1) Loc. cit. obs. 53, p. 401.

coup de feu ; application du fer rouge ; hémorrhagies au 8ᵉ jour, ligature de la carotide primitive droite ; guérison.

Obs. xxxiv. — (Empruntée à la thèse de Mauvoisin (1).) Le professeur Gosselin excise, en mars 1873, avec des ciseaux courbes, la moitié droite de la langue pour un épithélioma ulcéré. On fait jusqu'à neuf ou dix applications du fer rouge pour arrêter le sang. L'hémorrhagie reparait au 3ᵉ jour, à 9 heures du soir, et cède au perchlorure de fer. — Récidive de l'hémorrhagie à minuit. Le docteur Lannelongue appelé en toute hâte, pratique la ligature de l'artère linguale du côté droit. L'écoulement s'arrête. —

Obs. xxxv. — (Communiquée par G. Marcano). P... 61 ans, opéré au bistouri par M. Demarquay pour un cancer ulcéré de la langue datant de huit ans. L'hémorrhagie primitive a été abondante et a nécessité le maintien de glaçons dans la bouche. Quelques heures après l'opération l'écoulement de sang redouble d'intensité. On dut recourir pour l'arrêter aux tampons imbibés de perchlorure de fer, le repos fut de courte durée. Une heure après l'hémorrhagie reparut de plus belle. M. Cauchois, alors de garde, se vit obligé de promener le fer rouge sur toute l'étendue de la plaie linguale. L'écoulement cessa tout à fait. — La détersion et la cicatrisation de la plaie opératoire suivaient une marche régulière, le malade avait commencé à recouvrer ses forces, lorsque, au 9ᵉ jour, *après un effort de mastication prolongée*, l'hémorrhagie reparut avec abondance. C'était au moment de la visite. M. Demarquay lia séance tenante la linguale gauche (côté de l'opération) par la méthode de Blandin. — Les suites furent régulières. — Guérison.

Obs. xxxvi. — (Communiquée par M. le professeur Verneuil). Depel.... 45 ans, est opéré le 13 avril d'un épithélioma siégeant sur le bord droit de la langue. L'ablation est pratiquée au moyen de deux chaînes d'écraseur et la section du pédicule avec les ciseaux, au-dessus d'une ligature en masse. Cependant il y avait eu plusieurs jets de sang, et l'on avait dû pratiquer une ligature artérielle. Au 8ᵉ jour, la plaie étant détergée, le malade reste levé pendant six heures ; il a pris une nourriture plus solide et qui a nécessité quelques efforts de mastication, quand une petite hémorrhagie apparaît le soir ; elle s'arrête spontanément ; mais cause au malade des craintes et une certaine inquiétude. A 4 heures du matin suivant vives douleurs dans l'oreille, nouvelle issue de sang modérée et continue (glaçons dans la bouche). à 8 heures, un volumineux caillot remplissait la cavité antérieure de la bouche et tenait les mâchoires écartées. Ce caillot enlevé, l'on voit de la

---

(1) Thèses de Paris, 1873.

profondeur le sang artériel suinter en nappe — (charpie im-
bibée de perchlorure de fer) menace de syncope — Le lendemain matin une gorgée de sang reparait à la suite d'un effort
de toux. Le même accident se reproduit dans l'après-midi, le
reste de l'observation n'offre rien à noter.

Mais l'intérêt de ce fait se trouve dans les symptômes
présentés le jour de la première hémorrhagie, et qui indi-
quent une certaine congestion des parties, phénomène dont
il faut évidemment tenir compte à titre de cause détermi-
nante avec les efforts de mastification.

Nous avons là sans doute à un faible degré, un exemple
de ce que nous entendons par cause occasionnelle physiologique. Les observations suivantes sont plus démonstratives à cet égard.

Provoqués par des causes occasionnelles mécaniques, ou
simplement coexistant avec ces dernières, les phénomènes
physiologiques que nous allons constater semblent bien
avoir joué un rôle immédiat indéniable sur l'apparition des
hémorrhagies secondaires.

Obs. XXXVII. — (Empruntés à Macleod) (1). Au neuvième jour
d'une plaie en séton, du cou, le malade fut enlevé par une
hémorrhagie foudroyante à la suite *d'un violent accès de toux.*
on trouva la source de l'hémorrhagie dans la chute d'une
eschare grande comme une lentille qui comprenait toute l'é-
paisseur de la carotide primitive droite au niveau de la bifur-
cation.

Obs. XXXVIII. — (Emprunté à Roux) (2). Anévrysme poplité ;
ligature de la fémorale au sommet du triangle de Scarpa. —
Hémorrhagie secondaire au *trente-deuxième* jour , provoqué
par une *violente quinte de toux.* — Nouvelle ligature de la fémorale au-dessous de l'origine de la fémorale, profonde guérison.

Le mécanisme de toutes ces hémorrhagies précédentes
s'interprète aisément pour qui connait les lois de l'effort en
général et l'influence de ce dernier acte physiologique sur
la circulation. Nul doute que la cause immédiate, déter-
minante des hémorrhagies ne doive être dans ces circons-

---

(1) Loc. cit. p. 140.
(2) Loc. cit. p. 109

tances attribuée à une exagération de la tension vasculaire
par reflux dans les systèmes veineux, à ce qu'on pourrait
appeler des congestions *passives locales*.

Y a-t-il en revanche des conditions où l'on pourrait saisir
l'influence de congestions dites actives, dont l'origine au
moins devrait être rapportée à toute autre cause? Nous
renverrons encore une fois aux expériences de P. Redard
(chapitre II), expériences qui démontrent la paralysie des
parois vasculaires par irritation mécanique des gros troncs
nerveux; autrement dit, la dilatation des vaisseaux, et le
volume plus considérable, partant la pression plus énergique de la colonne sanguine. Peut-être ces expériences
rapprochées des faits bien connus de MM. Brown-Séquard,
Moreau, Cl. Bernard, etc., sur les congestions vasculaires
par lésions nerveuses sont-elles propres à éclairer l'étiologie des hémorrhagies secondaires dans les deux observations suivantes.

Obs. xxxix. — (Personnelle). Bóu, 45 ans, atteint de tumeur
du genou gauche, entre à Lariboisière dans le service du professeur Verneuil, salle Saint-Augustin, n° 9, le 27 février 1872.
— On pratique l'amputation le 21 août suivant au tiers inférieur de la cuisse. Tout alla très bien pendant la première semaine. La nuit du 1 du 2 septembre (onzième jour), il survint,
pendant un effort de défécation, une hémorrhagie notable qui
s'arrêta d'elle-même. Le pansement avait été fait à l'ouate,
suivant la méthode préconisée par M. A. Guérin. — Ce pansement fut enlevé pour la première fois depuis l'opération afin de
découvrir la source de l'hémorrhagie. On constate une vaste
fusée purulente à la partie postérieure du moignon. — L'hémorrhagie se reproduisit avec plus d'abondance encore la nuit
du 3 au 4 septembre, sans frisson, sans élévation notable de
la température (37° à 9 heures du matin ; 38° à 1 heure après-
midi). Ce fut là la dernière; cependant il y avait de nombreuses
et très-longues *fusées purulentes le long du nerf sciatique dénudé*, ce qui provoquait de vives douleurs; la plaie d'amputation fut pansée suivant l'ancienne méthode ; la guérison s'ob-
tint sans accident nouveau.

Obs. xl — (Communiquée par M. Lannelongue). Jean Cal-
met, 38 ans, gardien de la paix, entre le 28 mai 1871 à l'hôpital de la Charité, annexe, dans le service de M. Lannelongue,
salle St-Louis, n° 9.
Il présente une plaie en séton au tiers supérieur de la cuisse,
plaie dirigée obliquement de bas en haut depuis la face anté-

rieure du membre par où la balle est entrée jusqu'au pli fessier où l'on voit l'orifice de sortie. La plaie d'entrée est large, semblable à celle que produisent ordinairement les balles de fusils à tabatière. Pas de fracture du fémur. Trente heures après la blessure, écoulement d'un liquide chocolat, mélangé de bulles de gaz.

29 *mai*, T. A. 39°,2 ; soir 39°,5 ; — 30 *mai*, T. A. mat. 39°, soir 39°,4. — 31 *mai*, légère odeur fétide de la suppuration, T. A. matin 38°,6 : soir 38°,9. — L'orifice de la sortie de la balle présente des décollements sous-cutanés et inter-musculaires, de 7 à 8 centimètres de longueur : On débride.

1er *juin*, T. A., mat. 38°,5 ; soir 38°,7, écoulement sanieux, grisâtre, avec détritus organiques. — 2 *juin*, T. A. mat. 38°4 ; soir 39°,6 ; la suppuration commence à devenir normale.

3 *juin*, T. A. matin 39°, soir 40°,1. Des décollements existent aux deux orifices du trajet. Incision de l'orifice postérieur. Au fond de la plaie se trouve le *nerf sciatique dénudé*, ce qui explique les fourmillements accusés par le malade dans la partie inférieure du membre. — 4 *juin*, T. A., 38°,4, soir 38°.7 ; la surface de la plaie devient saignante et bourgeonne dans le voisinage de la peau — Même décollement profond le long du sciatique. La plaie est recouverte dans les anfractuosités par un détritus grisâtre qu'enlève un courant d'eau (forme pultacée de la pourriture d'hôpital.

5 *juin*, T. A. matin 38°,4 ; soir, 38°,6. — 6 *juin*, T. A., 38°,3, soir, 38°7 ; la plaie commence à se déterger. — 7 *juin*, T. A. matin 38°,2 ; soir 38°.8 ; — Depuis quelques jours, on remarquait un peu d'œdème dans le membre inférieur du côté malade, avec une certaine élévation de la température locale, en même temps qu'un épanchement dans le genou. Le pied prend la position du varusequin (1).

8 *juin*, T. A. matin 38°, soir 38°,8. Le malade a eu, à sept heures et demie du matin, au moment où on le levait une hémorrhagie dont l'abondance peut être évaluée à un kilogramme de sang. — A la visite, il paraît presque exsangue. Faiblesse du pouls extrême, battements à peine appréciables dans l'artère tibiale postérieure. L'hémorrhagie s'est faite par l'orifice postérieur de la plaie. On le trouve en effet rempli par un caillot qui avait mis spontanément arrêt à l'écoulement. Il offrait une certaine adhérence aux parties ; sur les bords de l'orifice d'entrée se voient quelques gouttes de sang. Rien de particulier n'a annoncé cette hémorrhagie le malade déclare seulement qu'il a ressenti au moment où on le posait sur le brancard, une douleur dans le pied, accompagnée d'une chaleur dans la plaie. (présence du sang) puis sont survenues des sueurs profuses et une syncope incomplète. — Au

---

(1) Signalons en passant l'influence qu'a pu avoir l'altération du nerf sciatique (irritation) sur le développement de cet œdème (voir Ranvier, du rôle des nerfs dans la pathogénie de l'œdème. Comptes-rendus, Acad. des Sciences, 28 décembre 1860).

moment de la visite il présente tous les signes de l'anémie qui suit les grandes pertes de sang. — Potion cordiale; bouillons; compressions de la plaie.

Le soir du même jour, à 9 heures, nouvelle hémorrhagie de 5 à 600 grammes de sang arrêté par la compression de la fémorale pendant un quart d'heure; syncope pendant l'hémorrhagie. — A 4 heures du matin, nouvelle hémorrhagie, moindre, qui cède à la compression. — 42 respirations; et 128 à 130 pulsations par minute. — On pratique la ligature de la fémorale profonde à un centimètre environ de son origine, après s'être bien positivement assuré que l'hémorrhagie est fournie par une branche de cette dernière. La fémorale profonde naissait au niveau du sommet du triangle de Scarpor. — *Autopsie* négative pour les lésions de l'infection purulente ; malheureusement elle ne contient aucun renseignement sur les altérations des vaisseaux qui ont été la source des hémorrhagies secondaires l'enseignement si profitable qu'on en aurait pu tirer se trouve donc ainsi trompé! C'est pourquoi la seule particularité imposante à signaler dans ce cas, relativement à la pathogénie des hémorrhagies nous a paru être la dénudation, c'est-à-dire l'irritation du nerf sciatique accusée pendant la vie par l'œdème du membre, les symptômes objectifs de douleurs vives, et aux phénomènes sur lesquels nous reviendrons au chapitre VIII.

Les hémorrhagies secondaires veineuses sont peu communes et ont été peu étudiées.

Bobnius, cité par Sanson, Sanson lui-même et Desprès racontent en avoir observé des exemples notamment à la suite de la ligature latérale des veines — *Gensoul* en a publié un cas dans la *Gazette médicale* en 1833. L'hémorrhagie, qui provenait de la veine fémorale, avait été provoquée par des vomissements copieux, suite d'un écart de régime, chez un soldat atteint d'une fracture du fémur par arme à feu. A cette occasion Gensoul pratiqua la ligature de l'artère fémorale. — Desprès aussi a observé un cas analogue chez un soldat qui avait eu la partie supérieure de la cuisse traversée par une balle.

Elles ne semblent guère avoir été observées en dehors des plais par armes à feu. Il faut considérer ici les grands désordres, les contusions violentes qui suivent les blessures de ce genre. Il est probable qu'elles se produisent au moment de la chute des eschares.

M. Legouest a signalé des hémorrhagies secondaires veineuses dans la pourriture d'hôpital.

CHAPITRE VI

Des Hémorrhagies secondaires néo-capillaires.

Nous venons d'étudier longuement les hémorrhagies qui sont produites par la destruction de l'hémostase spontanée ou chirurgicale dans un vaisseau; mais nous savons que sous la désignation générale d'hémorrhagies secondaires ou consécutives il faut entendre, en clinique, tout écoulement de sang susceptible de reparaître à la surface d'une plaie en voie de cicatrisation, sans diérèse traumatique nouvelle, depuis le moment où s'est arrêtée l'hémorrhagie primitive (chapitre IV.) Aussi n'avons-nous accompli que la moitié de notre tâche : Une fois connus les phénomènes relatifs à l'hémostase provisoire et à la cicatrisation des plaies vasculaires, il reste à envisager dans leur ensemble ceux qui se rapportent à la cicatrisation même de la plaie des parties molles. Il s'agit spécialement ici de la réunion des plaies par seconde intention, par granulation, par bourgeonnement, à la faveur d'une évolution néoplasique remarquable par la présence et l'accroissement de vaisseaux capillaires de nouvelle formation.

Ces néo-capillaires ont été vus quelquefois de très-bonne heure. Everard Home les a observés vingt-quatre heures après le traumatisme sur une plaie de hernie étranglée. D'autres fois leur développement est plus tardif. *Villermé*, cité par le Compendium, a rencontré un cas où ils ne se manifestèrent qu'au vingt-unième jour.

On connaît leur disposition en forme d'anses, de houppes rameuses émanées des capillaires primitifs qui avoisinent les surfaces de la plaie. Sous l'influence de l'irritation traumatique initiale, la paroi de ces capillaires se ramollit par prolifération des noyaux des cellules endothéliales, et se trouve bientôt composée d'éléments embryonnaires. Ceux ci s'allongent, se disposent en série- parallèles (Rindfleisch). Le sang pénètre entre les rangées des cellules dont les parois constituent, en se soudant les unes aux autres, la menbrane anhiste limitante des néo-capillaires. D'après quelques observateurs, ces derniers pourraient naître également aux dépens de tout élément embryonnaire proliféré, soit dans le tissu vasculaire, soit simplement dans le tissu conjonctif voisin.

Les bourgeons cellulaires partis de plusieurs capillaires rapprochés finissent par se réunir entre eux pour former les anses vasculaires décrites dans les bourgeons charnus.

C'est ainsi qu'à la surface même des plaies en voie de cicatrisation « par seconde intention » il existe des vaisseaux clos de toutes parts, lesquels n'ont pu être le siége d'aucune hémorrhagie primitive : les uns appartenant anciennement à l'organisme, les autres de formation récente.

Un caractère histologique d'une importance capitale se retrouve dans ces deux ordres de vaisseaux ; à savoir l'état d'inflammation de leurs parois, autrement dit, leur structure embryonnaire. C'est un point qu'il ne faut pas oublier, Il a un corollaire physiologique de non moindre valeur au point de vue des hémorrhagies que ces vaisseaux fournissent, c'est l'absence de toute élasticité, de toute résistance de la paroi, dans les troubles momentanés de la circulation.

Anciens ou récents, l'état embryonnaire de ces vaisseaux autorise à les comprendre sous le titre commun de vaisseaux néo-capillaires : et, s'ils fournissent du sang pendant la période de cicatrisation de la plaie, comme leurs hémorrhagies se trouvent généralement associées en clinique à celles que nous avons décrites sous le nom d'*hémorrhagies secondaires proprement dites* (chapitre V), nous les appellerons abréviativement *hémorrhagies secondaires néo-capillaires.*

Elles ont en effet avec les premières de très-nombreux points de contact dont les uns se tirent de l'étiologie locale, les autres de l'étiologie générale. Nous verrons que l'étiologie générale toute entière est commune aux deux ordres d'hémorrhagies secondaires ; que dans plusieurs modes de ses manifestations l'étiologie locale elle-même s'adresse ou peut s'adresser à toutes deux encore. Une condition unique les différencie et les sépare, celle qui a trait au mécanisme de l'ouverture vasculaire.

Les détails avec lesquels nous avons exposé dans le chapitre Ier, les conditions anatomo-physiologiques de l'ouverture vasculaire dans les hémorrhagies traumatiques primitives facilitent ici singulièrement notre tâche et l'abrègent.

Les hémorrhagies néo-capillaires rentrent dans ce groupe en tête duquel nous avons écrit : *Hémorrhagies par diérèse traumatico-histologique.* En effet la solution de continuité des vaisseaux est toujours précédée d'un changement de structure ou d'une modification de forme, en un mot d'une altération histologique ou morphologique. Nous connaissons la lésion histologique *intrinsèque* ou procédant de la paroi, qui est ici, comme une *cause prédisposante* sans cesse en activité, à savoir la structure embryonnaire. Nous avons fait ressortir l'influence de cette dernière sur les propriétés physiologiques des vaisseaux : *Plus d'élasticité*, avons-nous dit; plus de résistance à l'exagération de la pression sanguine, d'où les distensions et les ruptures faciles. Ajoutons que le tissu péri-vasculaire n'offre aussi qu'un soutien illusoire, n'étant formé lui-même que d'éléments embryonnaires presque sans cohésion. Aussi toutes les causes locales ou générales capables d'amener dans ces néo-capillaires des congestions répétées aboutiront-elles aisément à l'hémorrhagie,

En réalité, par leur pathogénie intime, les hémorrhagies néo-capillaires rentrent fréquemment parmi les hémorrhagies spontanées. Nous en exceptons immédiatement celles qui succèdent à des lésions extrinsèques péri-vasculaires, maladies des bourgeons charnus, complications locales des plaies, gangrène, ulcération, la pourriture d'hôpital, surtout la variété pulpeuse hémorrhagique des auteurs du Compendium (1). C'est dans ces cas que les vaisseaux de tous ordres de la plaie peuvent être la source d'hémorrhagies répétées ; nous devons signaler cette catégorie d'*hémorrhagies secondaires néo-capillaires*, mais sans nous y arrêter.

L'intérêt des hémorrhagies qui font l'objet de ce chapitre est bien plutôt dans les cas où elles peuvent être rattachées à des altérations primitives du sang, altérations *totius substantiæ*, qui en font de véritables hémorrhagies spontanées, de véritables *hémorrhagies médicales des plaies*.

Or la question, est de savoir si le sang étant susceptible d'altérations diverses, physiques ou chimiques, peut modifier la structure ou les propriétés de son contenant.

L'action nocive du sang coagulé n'est pas douteuse. Peut-on admettre celle du sang resté fluide, et n'ayant subi que des modifications de nature chimique, quantitatives ou qualitatives de ses principes immédiats ? L'observation clinique a mis en évidence la production des hémorrhagies dans une foule de maladies ou d'états généraux pyrétiques ou apyrétiques, dans lesquels l'anatomie pathologique a démontré souvent des lésions vasculaires, et la chimie des altérations intimes de composition.

La tendance hémorrhagique constatée très-anciennement dans un certain nombre de ces cas, avait été vaguement expliquée par la décomposition du sang, puis plus tard par l'augmentation du nombre des globules et la diminution parallèle de la fibrine. Mais de la condition primordiale, essentielle de toute hémorrhagie, quelle qu'elle soit, à savoir l'ouverture vasculaire, on ne s'en inquiétait en aucune façon.

Depuis quelques années l'esprit scientifique s'est heureusement modifié : l'histologie pathologique interrogée avec une précision croissante confirme chaque jour l'hypothèse

---

(1) Loc. cit. t. I, p. 365.

si logique de la lésion élémentaire des vaisseaux par le sang adultéré. C'est ainsi que diverses altérations des capillaires (et même des vaisseaux d'un certain calibre), ont été reconnues déjà dans *l'alcoolisme*, la fièvre *typhoïde* (Hoffmann), *dans le scorbut* (Wilson, Foy). Dans la *Leucocythémie* (Ollivier, Ranvier, Damaschino), dans les *maladies palustres*, dans l'*hémophilie* (1). Les formes seront peut-être multipliées, mais on connaît déjà les obstructions capillaires, l'atrophie, les dégénérescences scléreuse, graisseuse, granuleuse, amyloïde, de la paroi vasculaire. En attendant de plus nombreux documents, notons le consensus des auteurs dans le même courant scientifique en France et à l'étranger. Tous admettent une *fragilité particulière* des vaisseaux dans les maladies septiques et dans les affections des grands viscères. « Elle pourrait résulter, dit Bouchard (2) du contact d'un sang altéré par divers produits morbides, et en particulier par les matériaux extractifs puisés dans les reins, dans le foie, dans la rate, ce qui rendrait compte des hémorrhagies qu'on voit survenir dans diverses maladies de ces organes. »

En ce qui touche la production de la diérèse vasculaire. le rôle le plus important est dévolu à l'histologie. Peut-être cependant faut-il quelquefois s'attendre à ne trouver pas de lésions antérieures évidentes dans les parois des vaisseaux rompus, attendu que l'état de fragilité de nos tissus n'est pas toujours traduit par des caractères appréciables. Peut-être dépend-il parfois d'un simple changement dans la composition chimique ; peut-être sa détermination incombe-t-elle souvent aux progrès de l'istochimie !

M. le professeur Verneuil n'est pas éloigné d'admettre la fragilité des vaisseaux dans les maladies septiques et infectieuses arrivées à une certaine période, soit par dénutrition, soit par ramollissement, sorte de décomposition antérieure à la mort. En effet chez les malades atteints de ces complications graves, ne voyons-nous pas se suspendre tout tra-

---

(1) Voir thèse de Bouchard, ch. vi.
(2) Loc. cit. p. 131.

vail d'assimilation et de réparation ? La dénutrition n'y est-elle pas attestée par la rapidité de l'amaigrissement? La fétidité des humeurs, les ulcérations gangréneuses enfin n'y prouvent-elles point une sorte de putréfaction anticipée.

« Les Allemands ont décrit des altérations plus précises. Ils signalent, notamment dans les cas d'érysipèle chirurgical septicémique, ce qu'ils appellent la « tuméfaction trouble » et la dégénérescence granulo-graisseuse des éléments cellulaires, dans les grands parenchymes et dans les parois des vaisseaux artériels de tout calibre. Il est vraisemblable que la tunique des capillaires, si prompte en général à s'altérer, n'échappe pas non plus à ces lésions. La fragilité particulière des vaisseaux dans les maladies septicémiques aurait alors une cause appréciable ; que des examens répétés viennent confirmer ces recherches et la pathogénie des hémorrhagies qui en découlent se trouvera singulièrement élucidée (1).

Il est probable d'ailleurs que les substances septiques introduites dans les vaisseaux agissent en vertu de leurs propriétés phlogogènes sur la membrane interne des canaux sanguins comme sur les autres tissus. Ce contact immédiat serait même nécessaire si l'on en croit Billroth qui n'a point observé d'hémorrhagies muqueuses quand les substances septiques n'étaient pas injectées directement dans le sang (2).

Il est donc infiniment probable que la paroi vasculaire éprouve au contact d'un sang adultéré une altération qui la prédispose à se rompre.

En outre il se rencontre fréquemment, dans les hémorrhagies néo-capillaires, des *troubles physiologiques de la circulation* qui jouent dans leur production le rôle de *causes déterminantes :* Leur étude ressortit essentiellement à la pathogénie des hémorrhagies spontanées; nous n'en parlerons ici que dans ce qu'elles ont de spécial aux blessés. Elles

---

(1) Ponfick, th. inaugurale. Deutsch Klinik, Heildelberg 1867.
(2) A. Blum. De la Septicémie chirurgicale, p. 43.

peuvent se ramener à une cause unique : *exagération de la tension vasculaire*.

1° Par exagération de la tension du sang dans les artères ou le système afférent : impulsion plus énergique du cœur, hypertrophie du ventricule gauche; rigidité par artério-sclérose des gros troncs artériels: ligature d'une artère importante de la région, augmentant la pression sanguine dans les autres branches du système, ou son obstruction par thrombose ou embolie, agissant dans le même sens. (*Congestions actives*).

2° Par exagération de la tension du sang dans le système efférent : obstructions des veines principales de la région par thrombose, embolie, phlébite, etc.. (1); par des efforts répétés: compressions, bandages, pansements défectueux, action de la pesanteur (2); maladies du cœur droit, des poumons, etc., affections thoraciques gênant la circulation en retour, maladies du foie, de la rate, des reins agissant par le même mécanisme. Enfin surtout *le spasme des veinules*, sous l'influence de *troubles nerveux soit* périphérique (lésions des troncs nerveux des membres, voir nos observations XXXIX et XL) soit d'origine centrale, et liés à des états généraux graves généralement fébriles ; principalement dans les fièvres intermittentes et l'impaludisme (3). (Congestions passives).

En résumé : (renvoyant, pour plus amples détails au chapitre I) causes des hémorrhagies secondaires néo-capillaires : il y a à considérer : 1° la structure et les dispositions spéciales des vaisseaux qui en sont le siége ; 2° Les altérations primitives d'origine extrinsèque *a*) périvasculaire complicationsl ocales des plaies, *b*) intravasculaires (altérations primitives du sang) ; 3° Le mécanisme ou troubles de la circulation précédant immédiatement et accomplissant l'hémorrhagie, savoir : congestions ou réplétions exagérées du système néo-capillaire.

---

(1) Voir le Mém. de Petit, Gaz. hebd., août 1870.
(2) Bouchard, loc. cit. Exp. 52.
(3) Bouchard, loc. cit. p. 80 et suiv.

CHAPITRE VII

Classification clinique des hémorrhagies traumatiques secondaires de causes générales.

Si l'on interroge avec soin toutes les observations d'hémorrhagies traumatiques secondaires, on arrive bientôt à les diviser en deux groupes, sous le rapport de l'anatomie et de la physiologie pathologiques.

Dans le premier groupe se placeront les cas où il aura été impossible de déterminer des conditions locales suffisantes pour rendre compte de l'accident, mais dans lesquelles on aura noté un ensemble plus ou moins complet et varié de troubles généraux chez les blessés. Dans le second groupe viendront naturellement prendre rang les cas inverses où des conditions locales auront été trouvées suffisantes pour expliquer la production de ces hémorrhagies. La relation de ces deux groupes entre eux paraîtrait bien difficile si le second lui-même ne se décomposait en deux catégories dont l'une constitue comme un trait-d'union entre les deux extrémités de la chaîne pathologique. Tantôt en effet on ne relève que des causes purement locales, en quelque sorte mécaniques ; tantôt avec ces conditions anatomo-physiologiques on a pu dévoiler un certain nombre de conditions générales du même ordre que celles qui appartiennent aux observations du premier groupe. Quel est en pareil cas l'enchaînement réciproque de ces conditions diverses? Comment leur concours fait-il jaillir une hémorrhagie secondaire?

Poussée plus loin, l'investigation attentive des faits, établit deux données inverses et montre que les phénomènes

peuvent suivre deux directions opposées. Ici l'on voit un
certain ensemble de conditions locales instituées dès l'a-
bord, réagir bientôt sur tout l'organisme, sur tous les systèmes anatomiques ; et les désordres progressifs qu'elles
engendrent dans les tissus, dans les organes, dans leur
structure et dans leurs fonctions, arriver à une généralisa-
tion telle, qu'à ce moment même, tout étant localement disposé pour ce résultat, l'hémorrhagie secondaire apparaît.
Ailleurs au contraire il existe primitivement un ensemble de
conditions générales : reliquats de maladies antérieures,
manifestations anciennes et encore en activité de diathèses
diverses, intoxications, etc..., lésions chroniques et perturbations fonctionnelles dans les organes principaux et
essentiels, etc... Tout cela constitue un ordre plus ou moins
élevé et puissant de causes prédisposantes. Alors ces conditions générales, *provoquées en quelque sorte par le traumatisme*, engendrent une série de processus morbides
qu'on voit se succéder les uns aux autres dans une suite de
localisations qui, toutes, tendent vers la plaie, sur les vaisseaux de cette dernière, pour aboutir en définitive à leur
ouverture, à l'hémorrhagie.

Tantôt enfin, il se manifeste des cas plus malheureux
encore, où l'on peut dire que les deux séries ascendante et
descendante vont comme à la rencontre l'une de l'autre,
ou bien agissent parallèlement par deux courants opposés.
Des conditions générales mauvaises, engendrées primitivement, donnent naissance à des altérations localisées du côté
de la plaie ; ces dernières à leur tour sont pour l'économie
une nouvelle source de désorganisation ; elles accroissent
et fortifient les conditions générales.

Si l'analyse des faits particuliers ou, pour employer une
expression créée par le plus illustre Physiologiste de notre
époque, si le *déterminisme* de tous les cas d'hémorrhagie
secondaire était assez complet, peut-être, abandonnant la
voie où l'étude de ces accidents est encore obligée de s'a-
cheminer péniblement, pourrait-on, par une synthèse vigoureuse, en dérouler le tableau clinique. Ce moment n'est
point encore arrivé. Nous avons dû, dans plusieurs cha-

pitres successifs, étudier : 1° Les conditions anatomiques locales des hémorrhagies secondaires qu'on retrouve dans la presque totalité des cas ; 2° Les conditions physiologiques dont l'intervention est souvent nécessaire au mécanisme de l'écoulement du sang. De plus la critique des hémorrhagies secondaires néo-capillaires, de celles en un mot qu'on peut la plupart du temps rattacher à des causes générales agissant par l'intermédiaire des altérations du sang, cette critique, dis-je, nous a conduit à reconnaître par les progrès de l'histologie et de l'histochimie pathologiques, l'existence de conditions anatomophysiologiques appréciables dans nombre de cas sur lesquels on se contentait volontiers jadis d'appliquer l'étiquette : **Hémorrhagies spontanées.** Et nous avons lieu de penser qu'un jour la lumière de l'histologie et de la physiologie pathologiques se fera sur toutes également (chapitre VI).

Il nous reste à tracer le cadre des hémorrhagies secondaires dites de causes générales. L'observation clinique doit essentiellement ici nous servir de base.

Tout blessé se trouve apte à subir une hémorrhagie secondaire par cause locale, du fait même de sa blessure ; il ne l'est pas également à éprouver une hémorrhagie secondaire de cause générale. Pour cela, il ne faut pas seulement qu'il soit un blessé, mais encore *un malade*. Or, un blessé peut rester sain pendant toute la durée de la cicatrisation de sa plaie ; ou bien, il peut être malade de plusieurs manières ; d'où les distinctions suivantes qui se font naturellement entre eux.

A. Blessés sains avant le traumatisme.

B. Blessés déjà malades au moment du traumatisme.

A. Les blessés sains avant le traumatisme, peuvent, par la suite devenir malades de plusieurs façons :

1° En contractant une des affections décrites sous les noms de complications générales des plaies.

2° En prenant une maladie générale ou locale indépendante de la blessure, et de la marche de la plaie.

B. Les blessés peuvent ne pas se trouver sains au moment du traumatisme, mais atteints d'une affection générale ou locale, soit aiguë, soit chronique.

C'est dans cet ordre que nous classons les observations que nous avons pu recueillir. Nous nous sommes moins préoccupé de remplir toutes les cases de notre tableau que d'en tracer nettement l'ordre et le dessin général.

Parmi les hémorrhagies que nous rapporterons, on en reconnaîtra plusieurs que certains auteurs qualifient de noms très-divers : *septicémiques, diathésiques, réflexes, nerveuses, parenchymateuses*, etc., etc... Assurément chacune d'elles pourrait mériter un nom propre ; mais l'important serait en somme de s'entendre sur leur pathogénie.

SECTION A. — BLESSÉS SAINS AVANT LE TRAUMATISME.

§ 1. — Hémorrhagies secondaires dans les complications septicémiques générales des plaies.

(*a*) *Septicémie grave et pyohémie.*— Nous avons rapporté au chapitre V (section B, § 2) des exemples d'*hémorrhagies secondaires proprement dites* causées par des lésions des complications locales très-étendues et très-appréciables du côté de la plaie, lesquelles parfois se trouvaient en même temps associées, soit comme cause, soit comme effet, à des symptômes généraux graves de septicémie et de pyohémie. En revanche, les cas sont infiniment nombreux dans lesquels des deux dernières complications générales ont engendré des hémorrhagies répétées, peu abondantes chaque fois, ayant en un mot toutes les allures des hémorrhagies dites spontanées; susceptibles de provenir à la fois de tous les vaisseaux de la plaie, anciens et néocapillaires, imputables enfin, quant à leur étiologie prochaine, aux altérations probables du sang, à des troubles particuliers de l'innervation et de la circulation (c'est là le point épineux de leur pathogénie que nous ne sommes point encore en mesure d'élucider); hémorrhagies comparables à celles qu'on observe en pathologie médicale.

dans les affections infectieuses et septiques de cause interne.

Nous devons nous borner dans le choix des nombreuses observations que renferme la science, et nous contenter d'en rapporter quelques-unes suffisamment démonstratives.

OBS. XLI —(empruntée au mémoire de M. Bérenger Férand)(1). — Coup de feu à la jambe droite ; hémorrhagie. amputation au lieu d'élection, hémorrhagie secondaire ; mort.

Soldat de ligne, de faible complexion ; reçoit dans la jambe droite une balle qui brise comminutivement le tibia et reste dans le membre. Hémorrhagie très-abondante sur le moment, — nouvelle hémorrhagie dans la nuit — le lendemain amputation à lambeau-externe, 3 centimètres au-dessous de l'articulation péronéotibiale. Ligature de la poplitée — lambeau fixé à l'aide de huit points de suture. — Le lendemain, un léger accès de fièvre bien caractérisé dans la soirée (1 gram. de sulfate de quinine). Le jour suivant.le pouls est assez élevé — la suppuration se fait mal. Un peu de sérosité louche — croupissement et odeur putrilagineuse du pus. — On coupe les points de suture — pansement à plat avec poudre de charbon, quinquina, eau chlorurée ; à l'intérieur potion avec sulfate de quinine et teinture de digitale.

Le lendemain, 3 jours après l'opération, nouvel accès de fièvre, peu intense dans ses premiers stades. mais ayant provoqué une abondante sueur. — Hémorrhagie *en nappe*, peu abondante de quelques points de la surface ; la suppuration est toujours sanieuse et de mauvaise odeur — (bourdonnets imbibés de perchlorure de fer) — L'hémorrhagie se reproduit dans la soirée ; le malade meurt dans la nuit.

A l'autopsie, on trouva *les grosses artères du moignon oblitérées par un caillot* ; les fils de ligature n'avaient pas encore bougé.

OBS. XLII. — Fracture comminutive des deux os de la jambe ; amputation immédiate. — hémorrhagie immédiate le second jour ; plaie exposée à l'air de la salle, infection purulente; mort. (Empruntée au mémoire de R. Hervey (1).

Amputation circulaire de la jambe au lieu d'élection. La fracture avait été produite par un biscaïen ricochant sur le sol. Les nombreux fragments du tibia encore retenus entre eux par le périoste, forment au projectile comme une loge où il a entrainé avec lui plusieurs couches de vêtements.

29 *mai*, hémorrhagie abondante par la tibiale **postérieure** ; les *tissus enflammés saignent au moindre contact*. Les recher-

---

(1) Mém. cit. obs. IV, p. 350.

ches du vaisseau sont douloureuses, et durent un certain temps pendant lequel la plaie reste exposée à l'air de la salle. 1er *juin*, la sérosité du pus a traversé l'appareil et pris au contact de l'air une odeur aigre, putride, bien différente de celle que nous notons sur les pansements des malades qui vont bien. — 2 *juin*, frisson intense pendant dix minutes ; mort le 9 *juin*, avec tous les accidents de l'infection purulente.

Obs. XLIII.— Plaie en séton de l'avant-bras, produite par une balle ; fracture du radius ; hémorrhagies secondaires ; ligature de l'humérale ; infection purulente ; mort. (Communiquée par le docteur Nicaise).

T... 21 ans, mobile de Seine-et-Marne, entre le 19 janvier 1871 à l'ambulance du ministère de la justice, service de M. Nicaise. Il a été blessé le matin au combat de Montretout, une balle qui a fait une plaie en séton de l'avant bras ; la partie supérieure du radius est brisée comminutivement. Pansement avec vin aromatique, puis cataplasme.

La plaie va bien jusqu'au 1er février, 13e jour après la blessure, ce jour-là il survient une hémorrhagie assez abondante qui s'arrête facilement au moyen d'un bandage compressif — le 2 février au soir, nouvelle hémorrhagie plus abondante que la première ligature de l'humérale. On trouve deux branches de division. L'une superficielle, plus petite, l'autre plus considérable et plus profonde. Ces deux artères sont liées ; vin aromatique, cataplasmes.

La plaie suit une marche régulière. *Le* 11 *février*, malaise général : perte de l'appétit, fièvre ; le soir se déclare un frisson prolongé suivi d'une abondante transpiration. — Le lendemain 12, nouveau frisson, vomissements ; la plaie suppure peu. A partir de ce jour, l'état général s'aggrave très-rapidement. Potion de Todd ; injections dans la plaie avec vin aromatique.

20 *février*, affaiblissement considérable, facies altéré, conjonctives jaunes ; vers midi *une hémorrhagie assez abondante* qui s'arrête facilement par la compression : elle s'est faite au même point que la première, le 18e jour après la ligature ; 32e après la blessure — mort dans la soirée ; pas d'autopsie.

Obs. XLIV.— (Empruntée à la thèse de Delbarre, p. 44) coup de rasoir au coude gauche ; hémorrhagie abondante ; suture des bords de la plaie et compression. Hémorrhagie secondaire précoce dans la nuit suivante — compression ; le lendemain, ligature des deux bouts artériels. — Au 3e jour, tuméfaction inflammatoire de tout le membre. Au 7e jour, légère hémorrhagie (eau alcoolisée et compression), le soir, hémorrhagie abondante par la partie supérieure de la plaie. On lie le bout supérieur de l'humérale à un centimètre au-dessus de la première ligature — mort six jours après ayant présenté les symptômes de la pyohémie.

A l'autopsie, on trouve des *abcès métastatiques* dans le foie. — Au niveau de la plaie, une fusée purulente qui va dans les muscles épicondyliens de l'avant-bras. Les deux bouts de l'artère sont distants de 4 à 5 centim. — Dans le bout cardiaque, un caillot bien formé ; pas de caillot dans le bout périphérique, les parois de l'artère épaissies, adhèrent fortement aux parties voisines.

Obs. XLV.—(personnelle) Em. Darbigny, 36 ans, maçon, entre le 19 septembre 1872 à Lariboisière (salle Saint-Augustin n° 31) pour un enchondrome à la main droite. On pratique le 2 octobre l'amputation de l'avant-bras : jusqu'au 6 les suites furent bonnes ; à partir de ce jour commencèrent quelques petits frissons et tous les signes d'une septicémie grave ainsi que l'atteste la courbe thermométrique :

6 octob. T. A. 38°,6 ; le 7, T. A. 39°,4 ; le 8, T. A. 40°,2 ; le 9, T. A. 38° et 112 P. ; le 10, T. A. 39°,8 et 100 P. ; le 11, T. A. 40°,2 et 108 P. le 12, T. A. 39°,5 ; une *hémorrhagie de moyenne abondance* se déclare dans le milieu de la journée, le malade meurt à 5 heures du soir, arrivé au dernier terme de l'infection septicémique.

L'observation XL et plusieurs de celles comprises dans le paragraphe de causes prédisposantes locales (Chapitre V, section C), nous montrent encore des exemples d'hémorrhagies secondaires sur la production desquelles la septicémie à divers degrés a pu jouer un rôle plus ou moins important et direct.

A côté de ces hémorrhagies, nous devons *signaler* celles qui apparaissent en divers points du corps, plus ou moins éloignés du traumatisme, surtout les hémorrhagies muqueuses. Elles se rattachent aux complications générales en question et sont sous leur dépendance d'une manière aussi immédiate que les hémorrhagies de la fièvre typhoïde notamment se trouvent être sous celle de la maladie générale infectieuse qui porte ce nom. On a déjà nommé les *epistaxis,* non rares dans la septicémie grave aiguë. D'Espine les indique parfaitement parmi les symptômes fréquents de la septicémie puerpérale. Il en donne une observation remarquable (1). Ces sortes d'hémorrhagies *éloignées,* sur lesquelles nous reviendrons au chapitre Symp

---

(1) D'Espine. Thèse 1873. obs. x, p. 62.

tomatologie, doivent bien entrer en ligne de compte dans la question de la pathogénie des hémorrhagies secondaires de l'infection purulente. Toutes les maladies infectieuses *internes* ou de la pathologie médicale, offrent des hémorrhagies par diverses voies, à diverses périodes. Dans les maladies infectieuses chirurgicales, la plaie, par ses dispositions anatomo-physiologiques constitue un terrain admirablement préparé pour la manifestation de ces accidents (1). C'est pourquoi nous les voyons si souvent se produire par cette *voie d'appel* de préférence à tout autre tissu, à tout autre organe. Elles ont d'ailleurs servi d'argument dans la discussion sur la nature de la septicémie chirurgicale, sur le rapprochement possible entre cette dernière maladie et la fièvre typhoïde par exemple...... Mais cela n'est plus de notre sujet.

Il ne saurait entrer dans le plan de notre travail d'étudier les conditions d'existence de la septicémie et de la pyohémie. Toutefois, impossible de passer sous silence l'état des veines principales au voisinage de la plaie. M. Verneuil (2) a bien appelé l'attention sur les thromboses veineuses, sur les altérations consécutives des caillots veineux et des parois du vaisseau comme intermédiaires entre les complications locales des plaies (putridité des liquides) étudiées au chapitre V, et le développement des complications générales de septicémie et de pyohémie. On sait que les intoxications générales qui se montrent à la suite des plaies ordinaires, ont été attribuées aux phénomènes survenus du côté des veines blessées. **Presque** toujours en effet ces vaisseaux ont été trouvés **atteints** dans les cas d'intoxication.

A côté de l'anatomie pathologique pure, la clinique peut nous offrir quelques éclaircissements sur la pathogénie des *hémorrhagies secondaires septicémiques.*

On a remarqué dans les observations que ces dernières

---

(1) Voir chap. VI.

(2) Voyez mémoire de *H. Petit*. De l'état des veines et en particulier des veines inter et intra-musculaires à la surface et au voisinage des plaies en uppuration. Rapports de cet état avec la théorie embolique de la pyohémie Gaz. heb. ~0, p. 500).

apparaissent, suivant les cas, à deux époques, à deux dates différentes de l'intoxication septicémique. Tantôt elles précèdent les symptômes caractéristiques de la complication et même le premier frisson ; elles doivent être alors considérées comme partie du syndrôme prodromique : tantôt elles se manifestent dans le cours même et plutôt encore à la période ultime de l'affection. Les premières appartiennent à la période fébrile proprement dite ou d'invasion (élévation de la température, etc...) plusieurs signes les font ressembler aux hémorrhagies qu'on remarque dans le début de toutes les fièvres graves à poussées congestives (obs. 41e, 43e, 48e). Les secondes, celles de la période ataxoadynamique, attestent le dernier terme de l'infection générale de l'économie (obs. 43e, 44e, 45e), au point de vue pathogénique, il ressort de cette distinction deux modes particuliers dans la cause immédiate et prochaine (mécanisme) de l'écoulement du sang : 1º La congestion liée au frisson, congestion active et passive, semble jouer le principal rôle dans les hémorrhagies prodromiques (1). La putridité, la décomposition cadavérique anticipée, la friabilité des tissus qui en est la suite, l'absence de contractilité des vaisseaux, les hypostases localisées et d'autres causes encore... entrent sans doute en jeu dans la production des hémorrhagies ultimes. Pour plus amples détails nous renverrons au chapitre VI. Et d'ailleurs l'observation XLIIIe nous montre que les deux espèces d'hémorrhagies septicémiques peuvent se produire successivement chez le même malade. Dorénavant des observations cliniques plus précises et des examens *post-mortem* plus complets seront nécessaires pour éclairer cette question importante d'une pleine lumière. En tous cas l'interprétation précédente ne préjuge rien sur la durée de la période prodromique et sur la précocité que peut prendre celle de putridité proprement dite. Nos observations montrent toutes les variations possibles de durée et de succession de ces deux périodes, dont la première semble bien souvent faire défaut.

(1. Voir Bouchard, loc. cit. ch. iii.

A propos de la septicémie chirurgicale, nous consignons la coïncidence des *poussées d'érysipèle* avec l'apparition des hémorrhagies secondaires.

Obs. XLVI.—(Empruntée à Roux.)(1) Anévrysme spontané d'une artère de l'avant-bras droit, à la partie supérieure, vraisemblablement de l'artère cubitale — ligature de l'artère brachiale par méthode de Hunter. — Quelques jours après *Erysipèle*, symptômes généraux d'adynamie profonde, prostration : Une *hémorrhagie abondante au 8ᵉ jour*, une seconde ligature n'empêcha pas la mort.

Obs. XLVII.—(Empruntée à Roux)(2). Anévrysme poplité du côté droit, situé à la partie inféro-interne de la cuisse ; ligature de l'artère crurale par la méthode de Hunter. — Les jours suivants il se déclare des accidents généraux : fièvre, *érysipèle* sur la cuisse du côté malade, toux, diarrhée ; puis très-*vives douleurs* dans le membre. Au 14ᵉ jour il se déclare une hémorrhagie d'abord faible, puis abondante et enfin mortelle. — L'autopsie ne donne aucun détail sur les vaisseaux.

Il est fort probable qu'il s'agissait encore de septicémie grave dans ces deux cas.

Section B. — Blessés non sains avant le traumatisme

§1. — Influence des intoxications générales sur les hémorrhagies traumatiques secondaires.

Nous considèrerons les hémorrhagies secondaires chez les individus atteints de signes d'*alcoolisme chronique*, d'*intoxication palustre*, de *scorbut*, seules conditions générales de cette catégorie, à propos desquelles nous ayons pu recueillir des observations.

a. *Influence de l'alcoolisme.* — Les hémorrhagies secondaires imputables à l'alcoolisme se font à des époques variables et par des mécanismes probablement très-divers suivant les circonstances.

On trouve dans la thèse de Péronne (3), à qui nous em-

<hr>

(1) Roux, loc. cit. obs. 26, p. 160.
(2) Roux, loc. cit obs. 24, p. 151.
(3) *Péronne*. De l'alcoolisme dans ses rapports avec le traumatisme. Th. D. 1870, p. 144 et suiv. Obs. 19, 30, 32

pruntons presque tout ce paragraphe, un exemple d'hémorrhagie secondaire la suite de la *gangrène du lambeau*.
dans un moignon d'amputation. L'individu avait une
fracture compliquée de la jambe étant complètement ivre ;
l'amputation fut pratiquée dans les vingt-quatre heures,
Quelques jours après survint une hémorrhagie peu abondante, par petits jets, puis le malade succomba au tétanos.
Le même auteur signale l'absence ou la difficulté de la formation du caillot dans les deux cas suivants :

OBS. XLVIII.— Fracture de la jambe en état d'ivresse.—Amputation de la cuisse. Le malade meurt le lendemain : on ne
trouve aucun caillot dans la fémorale. — (Dégénérescence
graisseuse du foie, muqueuse stomacale ardoisée, etc...)

OBS. XLIX. Tonnelier, habitudes d'ivrognerie avouées ; a
déjà eu un ictère et une attaque d'alcoolisme aigu, puis
manie, tentative de suicide, il se fait une plaie du cou avec
un rasoir. Le larynx est ouvert au niveau de la membrane
crico-thyroïdienne — il y a de l'emphysème sous-cutané.—
Quelques jours après, hémorrhagie par la surface de la plaie
l'écoulement sanguin, en *nappe*, persiste pendant deux jours ;
teinte subictérique des sclérotiques — albuminurie, lypéma-
nie — guérison.

A ce sujet, l'auteur de la thèse fait les réflexions suivantes : « Il n'est guère possible de douter qu'il n'y avait
ici altération du sang ; cette observation nous montre que les
accidents les plus divers peuvent se manifester chez les alcooliques sous la même influence, puisque nous voyons
coexister des troubles dans les sécrétions du foie, des reins,
la gangrène partielle. les hémorrhagies capillaires... »

Rappelons que l'alcoolisme chronique produit un état sclé-
ro-athéromateux des artères et des petits vaisseaux ; que
les hémorrhagies des membranes et des viscères ne sont
pas rares chez les alcooliques. C'est aux troubles du fonc-
tionnement et de la nutrition des parois vasculaires que les
hémorrhagies semblent devoir être rapportées (voir Chapitre I). On peut concevoir, en outre, que le travail néoplasique nécessaire à l'hémostase spontanée. a la cicatrisation des vaisseaux de la membrane granuleuse, au

développement des néo-capillaires s'effectue irrégulièrement et dans des conditions de *résistance ou de structure
histologiques* incapables de soutenir l'effort de la pression
sanguine, ou les troubles de la circulation, mais c'est là ce
qu'il faudrait démontrer par l'expérimentation et par l'examen microscopique. Il faut aussi tenir compte des dégénérescences graisseuses des organes hémato-poiétiques et
notamment du foie.

b. *Influence de l'impaludisme.* — On ne saurait mettre
en doute aujourd'hui que les légions traumatiques ne réveil-
lent les manifestations des diathèses ou des intoxications
restées à l'état latent chez les blessés ; et que parmi les
manifestations on n'observe fréquemment les hémorrhagies
quand les conditions de l'hémostase ou celles de la circulation générale sont troublées à la surface et dans le voisinage des plaies.

L'impaludisme en offre des exemples incontestables ;
nous reproduisons en les abrégeant quelques-unes des observations relatées dans l'ouvrage de *Bouisson* et dans la
thèse de *Dériaud* (1).

Obs. L. (Empruntée à Bouisson': Amputation du premier
métatarsien pour une carie. Hémorrhagie consécutive intermittente. — Guérison par sulfate de quinine.

Il s'agissait d'une jeune fille de 18 ans, atteinte à la suite
d'une entorse, d'arthrites métatarsiennes avec carie. Le 4e
jour après l'amputation du premier métatarsien, la malade
fut prise, au milieu d'un état général excellent, *d'un frisson*
suivi de chaleur et du côté de la plaie, douleurs avec signes
d'un mouvement fluxionnaire local. — Le lendemain on trouva
l'appareil fortement imbibé de sang. Aucune ligature n'était
tombée.

Dans la soirée, reproduction des mêmes phénomènes et
d'une nouvelle hémorrhagie. « Je commençai, dit M. Bouisson,
à soupçonner l'existence d'une fièvre intermittente quoti-
dienne, tenant l'hémorrhagie sous sa dépendance » néanmoins
la perte de sang ayant été peu considérable, on ne jugea pas
à propos de donner le sulfate de quinine. La 1re hémorrhagie
avait eu lieu le 1er juillet, le 3 suivant, même accès fébrile et
troisième hémorrhagie plus abondante. — On donne alors le

---

(1) Bouisson. Tribut à la chirurgie, t. i, 1858 — et Dériaud , influence
réciproque de l'impaludisme et du traumatisme. Th. Paris, 1868,

sulfate de quinine (0,6ü centigram. dans la journée). Les accidents ne se reproduisirent pas — la cicatrisation était complète un mois après l'opération. — Cette jeune malade venait des environs d'Arles où les fièvres intermittentes paludéennes sont très-communes.

Obs. li. (Empruntée à Bouisson). Lésion organique complète de l'articulation tibiotarsienne et du tiers inférieur des os de la jambe. — Amputation au lieu d'élection — hémorrhagie consécutive intermittente enrayée par le sulfate de quinine.

Ce malade, dont l'état général à son entrée à l'hôpital, était déjà très-mauvais, fut placé dans une salle où les opérés et surtout les amputés étaient fréquemment pris de fièvre intermittente.

L'amputation fut pratiquée le 17 décembre 1845. Au milieu d'un excellent état général et local, surviennent tout à coup, au 4e jour, un frisson suivi de chaleur et en même temps une hémorrhagie légère. — Le lendemain soir reproduction plus intense des mêmes accidents — l'hémorrhagie paraissait capillaire, une légère compression suffit pour l'arrêter. — Le 22 décembre le malade prend 80 centigr. de sulfate de quinine, cependant 3e accès de fièvre, suivi d'un léger suintement sanguin. Ce fut le dernier.

Obs. lii. (Empruntée à la thèse de Dériaud) M. le professeur Verneuil pratiqua l'amputation de la cuisse chez un jeune garçon de 16 ans atteint d'ostéosarcôme de l'extrémité supérieure du tibia. L'histoire des suites de cette opération est des plus remarquables et mérite d'être lue in-extenso; mais on conçoit que nous ne pouvons en donner ici qu'un abrégé puisqu'elle se trouve déjà publiée (1). Voici les points principaux.

... On éprouve une certaine difficulté à lier l'artère centrale du nerf sciatique : le bout du cordon nerveux est quelque peu dilacéré et contus par les mors de la pince. Il est même probable que la ligature étreint quelques filets. — Hémorrhagie primitive assez intense. — Le malade accuse toujours dans le genou et le pied amputés (il croit qu'on a seulement pratiqué des incisions dans la tumeur), les vives douleurs irradiantes qu'il y éprouvait depuis un mois — suppuration — 8e jour, chute de la ligature de l'artère sciatique. — La nuit précédente, douleurs très-violentes avec spasmes et soubresauts du moignon, laissant après elles des fourmillements et un engourdissement de tout le membre. — On trouve le lendemain matin dans la plaie un caillot gros comme une noix — 10e jour, mêmes accidents, même caillot. — Cependant le moignon en général a fort bon aspect ; dans la nuit du 10 au 11e jour 3e hémorrhagie plus abondante après les mêmes symp-

---

(1) Gaz. méd. 1850, p. 533.

tômes — (compression, eau froide) — environ 200 grammes de sang perdus — lassitude, prostration.

On prescrit 50 centigram. de sulfate de quinine ; la nuit suivante, légère douleur, quelques gouttes de sang. On continua le sulfate de quinine pendant quelques jours, la guérison s'acheva sans nouvelle récidive des accidents.

OBS. LIII. (Empruntée à Mondoni) — Cesare Medini, homme d'âge moyen, se fit arracher la 3ᵉ dent molaire de la mâchoire inférieure. Il en résulte immédiatement une hémorrhagie très-abondante, arrêtée avec le beaume de Gherli. Tout se passa bien jusqu'au 3ᵉ jour. Alors, sans cause mécanique ni symptômes précurseurs, il survint une hémorrhagie copieuse qui résista à tous les astringents et s'arrêta ensuite spontanément. Le lendemain matin, nouveau saignement pour lequel on appelle le docteur Mondoni. Il prodigua, soit, à l'intérieur, soit comme topiques, les hémostatiques les plus vantés. — Aucun succès — le sang, qui était de couleur artérielle, s'arrêta peu à peu vers les premières heures de la nuit. — Les trois jours suivants se passèrent à peu près de même. Il coulait presque continuellement un peu de sang, mais le malade remarqua que sur les deux heures du matin, le saignement devenait tout à coup plus considérable, puis il prenait les caractères d'une perte continue, mais modérée, que les hémostatiques, le tamponnement suffisaient à réprimer pour un instant... Le pouls se déprimait, la chaleur manquait aux extrémités ; les caractères de l'anémie se prononçaient ; néanmoins, M. Mondoni, prenant en considération l'influence paludéenne qui dominait alors dans le pays, administra 1 gr. 20 de sulfate de quinine uni à de la poudre de seigle ergoté et à l'extrait de ratania. Cette médication fut exécutée pendant les heures où le sang coulait à peine. Dès le lendemain l'hémorrhagie ne se reproduisait plus.

Pendant six jours consécutifs il en fut de même ; mais au bout de ce temps, et toujours sans phénomènes précurseurs, il survint vers le soir quelques crachats sanglants qui sortirent plus copieux à 2 heures de la nuit, pour cesser ensuite, avec la même marche que les hémorrhagies des jours précédents. Docile à cet avertissement opportun, M. Mondoni reprit quelques jours encore le sulfate de quinine et l'hémorrhagie fut définitivement supprimée...

L'origine et la nature paludéennes des hémorrhagies relatées dans les observations précédentes nous semblent hors de doute : le traumatisme a réveillé ou activé, chez les individus frappés, les manifestations de l'empoisonnement miasmatique ; tout s'y trouve : conditions de milieu atmosphérique, de milieu tellurique, marche intermittente des accidents, influence rapide et immédiate du traitement approprié.

Quant au mécanisme intime de l'écoulement du sang, il saute aux yeux, pour ainsi dire sans explication bien étendue, surtout dans l'observation LII. Il est manifeste que, dans ce cas, l'hémorrhagie était purement congestive, elle se faisait par les petits vaisseaux : elle était précédée de malaise et d'une douleur vive ; elle se montrait à heure fixe. On pourrait peut-être objecter dans cet exemple la lésion du nerf sciatique, son irritation dans les tentatives faites pour lier l'artère du même nom... Mais M. Verneuil, en rapportant l'observation fait remarquer qu'un mois avant l'amputation une sorte de névralgie larvée avait dû être contractée par la malade, qui dès lors éprouvait dans la totalité du membre des douleurs violentes avec exaspérations nocturnes, de plus, on avait acquis la certitude que dans le même temps, plusieurs cas de fièvre intermittente s'étaient montrés dans le voisinage, sous l'influence de démolitions nombreuses et de vastes bouleversements de terrains. M. Verneuil a plusieurs fois observé des hémorrhagies traumatiques secondaires imputables au poison tellurique. L'action de cette cause compte aujourd'hui dans les auteurs un nombre respectable d'exemples concluants.

Il serait intéressant de rechercher en présence de faits semblables, si l'augmentation de volume de la rate acquiert, pendant l'accès, les proportions qui lui sont habituelles : peut-être la dérivation produite par l'hémorrhagie retentit-elle sur cet organe en le préservant d'une congestion trop intense. Ce n'est là qu'une hypothèse. L'occasion donnée, nous ne manquerions pas toutefois d'en noter la vérification ou l'inanité.

c. *Influence du scorbut*. Il semblerait que la fréquence du scorbut dans les armées ait produit sur cette question une grande quantité de documents : c'est une erreur de le croire, mais on est encore bien moins avancé sur la pathogénie des hémorrhagies scorbutiques et, il faut bien l'avouer, c'est encore aux *Médecins*, qu'on doit le peu de connaissances que nous ayons à enregistrer aujourd'hui sur ce sujet.

Nous avons trouvé dans Macleod une belle observation dont nous donnons le résumé (1).

Obs. liv. — Un soldat du 38e régiment, à peine convalescent d'une fièvre et d'un scorbut antérieurs, reçut le 18 juin un coup de feu qui lui traversa la jambe gauche de dehors en dedans et d'avant en arrière : fracture du péroné et de la crète du tibia. Il gagna le dernier rang sans secours. A son arrivée à l'ambulance, le membre est considérablement tuméfié. Cette tuméfaction céda bientôt à un traitement approprié. — Au 5e jour, hémorrhagie secondaire, d'intensité moyenne, par les deux ouvertures ; compression de l'artère poplitée combinée avec les réfrigérants et la position élevée du membre. — Au 8e jour, suppuration intermusculaire abondante, nécessitant plusieurs incisions. — Au 9e jour on constate l'existence d'une tumeur pulsatile sur le côté de la jambe (anévrysme faux-consécutif). Le même jour, hémorrhagie par les deux blessures — la nuit du 11e jour, 3e hémorrhagie secondaire plus abondante que les deux premières. — Application de tourniquet — symptômes généraux graves, faiblesse du pouls, on ampute.

Examen du membre : Artère tibiale antérieure lésée à un pouce au-dessous de son origine, elle était le siége de l'anévrysme qui communiquait avec les deux orifices du séton. On note de plus, l'engorgement, le sphacèle, la désorganisation du membre.

Obs. lv. — (Empruntée à M. Verneuil) (2) Nous résumons en quelques mots l'histoire très-détaillée de ce cas: Plaie par arme à feu de la fesse gauche ; séjour du projectile sans autre inconvénient qu'un trajet fistuleux ; retour du blessé aux fatigues de la campagne ; *scorbut intercurrent* ; inflammation de la plaie — issue tardive de l'urine ; phlegmon étendu du membre inférieur correspondant; *hémorrhagie* dans le foyer ; incisions multiples ; envahissement des plaies par le phagédénisme ; *cachexie scorbutique* ; mort, autopsie : lésions multiples primitives au périnée — stéatose du foie, *noyaux apoplectiques des poumons.* — La quantité de sang épanché spontanément dans le foyer du phlegmon, peut être évaluée à 1,200 grammes.

Ces deux observations un peu différentes entre elles forment en quelque sorte un ensemble parfait. La première nous montre l'association de l'anémie, de la ca-

___

(1) Loc. cit. p. p. 146.
(2) Du scorbut compliquant les lésions traumatiques, par A. Verneuil. Gaz.hebdom. 1871 p. 149.

chexie scorbutique avec les lésions traumatiques primitives
de vaisseaux importants : il en résulte une marche mauvaise dans les processus de cicatrisation de la plaie et fina-
lement des hémorrhagies secondaires graves. La seconde
est un exemple type d'hémorrhagie spontanée chez un blessé,
hémorrhagie de cause générale, appelée en un point déterminé par un traumatisme ancien. Si nous avons placé cette
observation dans ce paragraphe et non pas dans le premier,
c'est parce que nous savons que les lésions traumatiques
jouent un rôle incontestable dans la localisation des accidents du scorbut préexistant, tandis qu'au contraire elles
ne paraissent pas avoir d'influence sur la production de
cette maladie. — *Legroux* (1) a bien montré que les hémorrhagies dans le scorbut ont pour lieu d'élection les
points précédemment atteints de l'organisme. La question
pathogénique est peu aisée à résoudre. Pour l'observation LIV en effet, sommes-nous bien en droit d'admettre que
le scorbut ait entravé directement les actes de l'hémostase.
puisqu'on a établi au contraire la fréquence des thromboses
veineuses dans cette affection, puisque le sang épanché dans
le phlegmon du malade de l'observation LV y fut trouvé
concrété en un volumineux caillot. D'ailleurs les récentes
analyses chimiques du sang des scorbutiques ont démontré,
contrairement à l'ancienne théorie, un excès de fibrine et
d'albumine, lequel excès rend parfaitement compte des
thromboses en question. Il est vrai qu'en même temps on a
pu constater une hypoglobulie considérable, d'abord par
l'examen microscopique (diminution du nombre des hématies et augmentation des globules blancs), puis par l'a-
nalyse révélant l'abaissement du chiffre de la potasse et du
fer contenus normalement dans le sang (2). Il faut donc
abandonner la théorie de la dissolution du sang pour expliquer les hémorrhagies scorbutiques. La clinique nous vient
aider d'ailleurs, à tirer parti des examens chimiques et

1) Gaz. hebom., 1871.
(2) Voir *Laboulbène* sur l'examen microscopique du sang dans le scorbut
observé à Paris en 1871 (Ac. des Sciences, 3 août 1871), et *Chalvet*, soc
médic. des hôpitaux, 24 mars 1871.

microscopiques. Elle offre en effet deux ordres d'hémorrhagies dans cette grave complication. Les unes, celles du début, sont accompagnées de symptômes qui leur donnent un
caractère aigu, une allure *éruptive, congestive* en un mot ;
les autres, celles de la période anémique, cachectique extrême, peuvent être plus justement appelées passives et
mises sur le compte de la dénutrition générale, attestée par
le vice de composition du sang, dénutrition qui doit
porter aussi bien que sur tout autre organe, également
sur les parois vasculaires et les prédisposer à la friabilité au
moindre effort, ou tout au moins leur enlever l'intégrité
de leurs propriétés physiologiques, les mettre hors d'état
de fournir aux frais de l'hémostase spontanée et surtout de
leur cicatrisation consécutive ; le tout, sans préjudice des
complications locales des plaies attribuables aussi au scorbut. Cette dernière interprétation nous semble convenir
assez bien par quelques points à l'observation LIV. En effet,
le blessé sortait à peine d'une fièvre et d'un scorbut graves : son état aménique était incontestable.

L'hémorrhagie notée dans l'observation LV, nous paraît au
contraire pouvoir être classée, par sa date, son mode d'é-
volution, ses symptômes, parmi celles de la période du
scorbut dite éruptive où les congestions locales jouent un
si grand rôle : nous rappellerons, en effet, que l'autopsie a
découvert chez ce blessé, l'existence de plusieurs noyaux
apoplectiques dans les poumons.

Ajoutons qu'on devrait peut-être accorder, en pareille
circonstance, une attention toute particulière à l'état du
foie qu'on a trouvé plus ou moins altéré (stéatose dans
l'observation LV) nous dirons plus loin quelques mots de
l'influence des maladies du foie sur les hémorrhagies.

En résumé la pathogénie des hémorrhagies scorbutiques
est encore dans l'enfance : on entrevoit seulement suivant
quelle direction il faut désormais chercher à l'édifier.

§. 2. — Influence des lésions chroniques antérieures des organes principaux de l'économie.

A. Nous extrayons du mémoire d'*Hervey*, l'observation suivante, remarquable à plus d'un titre (1).

Obs. lvi. — Fracture comminutive de la jambe gauche par un éclat d'obus ; amputation immédiate de la cuisse — pansement à l'ouate — hémorrhagie répétée, ligature de la fémorale : par des signes d'infection purulente, mort 27 jours après l'opération.

Durand, capitaine fédéré, 39 ans, entré le 3 avril salle Saint-Augustin n° 24, (hôpital Saint-Louis).

Blessé au Mont-Valérien par un éclat d'obus ; fracture comminutive de la jambe gauche, avec plaie du genou. — Cet homme a subi le siége de Paris — il paraît scrofuleux et menacé de *tuberculisation pulmonaire*. Il y a trois ans il a subi une résection scapulo humérale du côté gauche (par M. Désormeaux'. Amputation circulaire immédiate de la cuisse au tiers inférieur. Tout le membre et la partie inférieure du tronc sont ensuite enveloppés d'ouate et la compression élastique est établie sur le moignon et sur toutes les parties entourées de coton. — 7 *avril*, le malade n'a pas souffert ; il éprouve de l'appétit — 100 pulsations. — On renouvelle une partie de pansement. Les portions de la plaie qu'on a pu apercevoir sont rosées et vermeilles, la peau de la manchette a sa couleur normale, sans aucune tuméfaction. Le pus crémeux n'a pas d'odeur putride. On a noté des *sueurs nocturnes* et des *craquements humides* aux deux sommets.

13 *avril*, le malade accuse de grandes douleurs abdominales causées par une rétention d'urine. On renouvelle complètement le pansement dans la salle (12e jour après l'opération). L'os est entièrement récouvert de bourgeons charnus. La plaie a un bel aspect. L'odeur du pansement n'a rien d'anormal. Le soir 96 pulsations,

18 *avril*. Chaleur insolite dans le moignon ; cependant la pression n'y réveille aucune douleur, 100 pulsations à *meo do.* — Nous sommes au 15e jour de l'opération. *Hémorrhagie assez abondante en nappe*; ne pouvant découvrir quel vaisseau donnait le sang, l'interne de garde rétablit le pansement après avoir imprégné les premières couches d'ouate avec une solution de perchlorure de fer.

23 *avril*. A 5 heures du soir, 2e *hémorrhagie* arrêtée par un pansement avec perchlorure de fer et amadou, le tout est récouvert de l'appareil ouaté. (Potion au perchlorure de fer) — 24 avril, 3e *hémorrhagie* au moment de la visite (mêmes moyens

---

(1) Loc. cit. p. 320.

hémostatiques) 26 *août*, 4° *hémorrhagie*; 27 août, 5° *hémorrhagie*
à 5 heures du matin ; elle se suspend momentanément pour
se reproduire pendant la visite. M. Guérin pratique alors la
ligature de la fémorale dans le triangle de Scurpa. Le malade
a une syncope pendant cette opération.

30 *avril*, avant la visite survient une 6° hémorrhagie qui
s'arrête au bout d'une heure de compression. Cependant, l'hémorrhagie récidive pour la septième fois dans l'après-midi et
le malade meurt après une lipothymie prolongée. On manque de détails anatomiques, les autopsies ayant été interdites
par les défenseurs de la Commune !

Nous ne pouvons sur ce cas remarquable faire qu'une
courte réflexion : absence de complication locale et de complication générale des plaies. La seule étiologie à invoquer
pour l'explication de ces hémorrhagies rebelles, semble
être ici la cachexie *scrofuleuse* (?) le mauvais état général
antérieur du sujet, dont les poumons commençaient à se
tuberculiser. Cette observation nous a paru devoir être
relatée avec quelques détails : elle pourra servir d'appoint
à des recherches ultérieures plus complètes où l'on aura
soin de s'enquérir d'une manière plus précise des conditions histologiques (structure et propriétés) des parois des
vaisseaux et surtout des néo-capillaires de la membrane
granuleuse qui paraissent avoir été la source des hémorrhagies précédentes.

B. Influence des maladies du foie et de la rate. Monne-
ret a signalé autrefois, et bien étudié les hémorrhagies
spontanées qui paraissent liées aux altérations du foie (1).
Peut-être faut-il ranger dans la même catégorie certaines
hémorrhagies secondaires qu'on observe chez des blessés,
sans que ni les complications locales, ni l'infection purulente ou d'autres causes puissent en donner raison, lorsqu'à
l'autopsie on trouve des lésions du foie. A plus forte raison
encore si le traumatisme n'est qu'un épiphénomène surve-
nant dans le cours d'une maladie grave du foie qui expose
les individus aux hémorrhagies spontanées. Nous avons
indiqué déjà plus haut le rôle que joue peut-être la dégénérescence de la glande hépatique sur les apparitions des

---

(1) Arch. gén. de méd., 1854, p. 641.

hémorrhagies secondaires chez *les alcooliques* et chez les scorbutiques.

M. Verneuil a observé un cas où, à la suite d'une paracentèse pratiquée chez un homme atteint de cirrhose hépatique, une hémorrhagie consécutive abondante s'était développée entre le péritoine et la paroi abdominale, sur toute l'étendue de la séreuse.

Dans un autre cas semblable, il y avait un kyste hydatique du foie.

Si l'on pouvait recueillir tous les cas de coïncidence d'hémorrhagies secondaires avec lésions de la glande hépatique, il est probable qu'on se trouverait en présence d'une pathogénie multiple et diverse. On verrait sans doute des causes nombreuses exercer tour à tour leur influence tantôt des troubles mécaniques de la circulation par gêne ou obstacle sur le parcours du sang veineux, tantôt peut-être une altération histochimique du sang. Mais là encore, aussi bien que dans l'infection purulente, l'alcoolisme. le scorbut, etc., il y aurait à se demander si le vice de composition du sang agit bien directement sur l'écoulement de ce liquide; s'il n'est pas plutôt le résultat d'une dénutrition ou d'une perversion de la nutrition générale retentissant puissamment sur les parois vasculaires pour les affaiblir par un mode spécial de dégénérescence et les prédisposer aux ouvertures spontanées. Comme dans les autres conditions générales déjà étudiées. il y aurait enfin à tenir compte peut-être de l'état d'innervation des vaisseaux. Toutes ces questions sont encore aujourd'hui plongées dans l'obscurité. Nous ne pouvons que les signaler et en renvoyer les solutions à l'époque indéterminée où le microscope et la chimie biologique auront réalisé des progrès toujours croissants. La pathologie interne est certainement plus avancée que la pathologie chirurgicale. La dégénérescence graisseuse et amyloïde des petites artères est démontrée dans un grand nombre d'organes essentiels : centres nerveux, foie. reins, intestin (Grainger Stewart, Sanders 1852, Begbie . On a même rencontré l'altération amyloïde des capillaires généraux dans le purpura (Fox, 1864, Friedreich. Lindᴠᴜ..m, Jaccoud...). C'est dans cette voie que les observations chirurgicales doivent être dirigées ; mais les résultats positifs acquis déjà permettent d'espérer qu'ils se généraliseront peu à peu. Il y a lieu de croire qu'on n'admettra plus un jour une sorte de *friabilité mystérieuse* des vaisseaux ou de *dissolution idéale* du sang, mais bien des altérations perceptibles aux moyens d'investigation de plus en plus perfectionnées.

c. Influence des maladies rénales. La fréquence des hémorrhagies secondaires chez tout individu atteint d'altération rénale antérieure, vient à l'appui des considérations précédentes, principalement dans les opérations qui portent sur les voies génito-urinaires. Les exemples en sont nombreux : nous extrayons le suivant de la thèse de Dériaud (1).

Oʙs. ʟᴠɪɪ. — Aucun soupçon possible d'impaludisme. Premier écoulement uréthral en 1856. Au mois de mars 1865, s'étant aperçu qu'il urinait avec moins de facilité que d'habitude, il s'est fait soigner. On lui a passé des bougies. Le traitement a été de quatre semaines au bout desquelles il se considéra comme à peu près guéri. En août 1867, il a été soigné pour une cystite.

Le 4 mars 1868 il entre pour la première fois dans le service de M. Verneuil pour se faire soigner d'un rétrécissement *accompagné de violentes douleurs de reins.* (Bains tous les deux jours, lavements laudanisés; bougies) -- A sa sortie de l'hôpital le 22 avril, il pouvait uriner sans sonde, mais avec difficulté, néanmoins deux fois par jour il se passait la sonde.

Il rentre le 31 octobre suivant. Il urine tous les trois quarts d'heure et avec beaucoup de souffrances. Vaste abcès urinaire occupant toute la région périnéale avec infiltration des bourses. Rétrécissements multiples.

1ᵉʳ novembre. L'interne ouvre l'abcès. Le 6, M. Verneuil pratique l'uréthrotomie externe. Le 10, vers 7 heures 1/2 du matin, le malade venait d'uriner lorsqu'il sentit un liquide couler par le canal : *c'était du sang* — (Glace sur le ventre, 25 centigrammes de sulfate de quinine). Récidive de l'hémorrhagie, le soir même, douze heures après la première (50 centigrammes de sulfate de quinine). Le même traitement est continué pendant quelques jours à la même dose.

Le 16, le malade éprouve des douleurs lombaires très-violentes qui disparaissent après l'application de huit ventouses scarifiées. —

(1) Loc cit. p. 47.

Des causes de plusieurs ordres peuvent rendre compte des faits de ce genre dont les exemples sont communs dans la pratique chirurgicale. 1° *Causes locales* (voir chapitre V) telles que *dissolution des caillots* au fur et à mesure qu'ils tendent à se former, par l'écoulement incessant de l'urine à la surface de la ·plaie, ou bien encore maintien de la béance des vaisseaux, obstacles à leur contraction, etc., par les adhérences et les indurations inflammatoires des tissus, etc. 2° *Causes générales* : Pour nous ces dernières se divisent en deux catégories.

On sait combien sont fréquents les accès fébriles intermittents à la suite des opérations même les plus légères sur les voies urinaires, surtout quand il y a cystite ou néphrite concomittante. Il n'est personne qui n'ait eu l'occasion d'observer le frisson de la *fièvre urineuse* suivi de chaleur et de sueurs, se répétant plusieurs fois, périodiquement, susceptible en un mot d'offrir toute l'allure des fièvres intermittentes paludéennes, à tel point même que l'administration du sulfate de quinine est souvent dans ces cas suivie de succès. Il n'est pas rare non plus de voir une hémorrhagie secondaire se déclarer à la suite de ces frissons. comme il s'en fait à propos des accès de fièvre paludéenne proprement dite.

L'interprétation physiologique nous semble bien identique dans les deux cas. L'hémorrhagie est la conséquence des troubles circulatoires amenés par le frisson, troubles d'origine nerveuse, d'origine *réflexe*, liés aux symptômes réactionnels, provoqués par le traumatisme. *d'où l'expression d'hémorrhagies réflexes* appliquée souvent aux écoulements sanguins qui relèvent d'une pathogénie semblable.

Généralement c'est au début de la maladie quand les lésions de la cystite et de la néphrite sont encore commençantes que surviennent les accidents de cette sorte, à physionomie réflexe pour ainsi dire; plus tard lorsque les urines plus altérées, la vessie et les reins arrivés à la suppuration (Maisonneuve, Gosselin) provoquent des symptômes d'infection identiques, sur un grand nombre de points à ceux d'une infection septicémique ordinaire, ne serions-nous pas en droit, si des hémorrhagies secondaires se reproduisaient, de les considérer comme le résultat d'altérations profondes du sang et de désordres généraux graves ? Nous n'aurons là qu'à répéter ce que nous avons dit plus haut, touchant les hémorrhagies consécutives de la septicémie chirurgicale.

d. Hémorrhagies secondaires spéciales aux nouveaux-nés. — Sur ce sujet intéressant nous nous contenterons de renvoyer au mémoire de Dubois (d'Amiens) n'ayant pu rencontrer nous même aucune observation nouvelle (1).

Il faut distinguer celles qui se font dans les premières heures après la section du cordon et celles des jours suivants.

Géry a rapporté un cas où une ligature défectueuse du cordon en a été la cause (2). L'hémorrhagie mortelle par le cordon ombilical a été mentionnée en 1752 par Watts. Elle a surtout été bien décrite en Amérique par *Bonditch (3), Minot (4), Jenkins (5)* ; en *Allemagne* par *Steinhal (6)* et *Grandidier* de Cassel (7) dans ses rapports avec l'hémophilie. Enfin, *Dubois* (d'Amiens) réunissant tous ces documents antérieurs et ses propres observations en a pu présenter un tableau assez complet.

L'hémorrhagie des premiers jours se fait habituellement en nappe ; le sang, ordinairement artériel, est diffluent, pâle, sans tendance à se coaguler. Quelquefois l'hémorrhagie est précédée de prodrômes dont quelques-uns peuvent agir comme causes occasionnelles ou déterminantes, tels que les accès de toux, cris violents, vomissements, bientôt se manifestent les signes d'une altération générale de la nutrition, peut-être spécialement de troubles dans les

---

(1) Des hémorrhagies ombiliales consécutives ou spontanées chez les nouveaux-nés. (V. Gaz. hebd. 1859, p. 729).

(2) Soc. méd. de la Seine, 16 avril 1858.

(3) An. jour. of med. Science, 1850, n° 37.

(4) Ibid. 1852 ; 24 octobre

(5) Transact. of the americ. med. assoc. 1858,

(6) Journ. für Kinderkrankheiten de Behrend, 1859.

(7) Loc. cit.

fonctions du foie, et partant des altérations histologiques ou histochimiques du sang. C'est ainsi qu'on a noté : les vomissements, la diarrhée, les pétéchies et de nombreuses hémorrhagies muqueuses. A l'autopsie, en effet, on trouve fréquemment des vices de conformation du foie, tels que l'oblitération des voies biliaires ; la persistance ou la perméabilité des vaisseaux ombilicaux ou d'autres orifices du fœtus (canaux, vaisseaux artériels, trou de Botal) on a noté la friabilité par inflammation des vaisseaux ombilicaux : l'oblitération des branches de la veine porte et de la veine ascendante (cave inférieure). Evidemment toutes les causes précédentes sont faciles à saisir et à interpréter. On a d'autres fois été moins heureux et l'on s'est vu forcé d'invoquer la polydipsie, l'abus des aliments alcalins dans le régime de la mère pendant la gestation, ou d'autres causes plus vagues encore.

Un point intéressant à noter c'est la rareté de ces hémorrhagies ombilicales chez les enfants d'hémophiliques. Sur 452 sujets hémophiliques répartis dans 152 familles on aurait observé seulement 14 hémorrhagies ombilicales comprises dans 9 familles.

La mortalité paraît considérable à la suite de cet accident. Dubois indique la proportion de 5 pour 6.

SECTION G. — DE QUELQUES HÉMORRHAGIES SECONDAIRES SPÉCIALES AU SEXE FÉMININ.

On connaît depuis Hippocrate le phénomène désigné sous le nom de *règles déviées, règles supplémentaires,* véritables hémorrhagies pas diverses voies, dont plusieurs peuvent être qualifiées de secondaires en égard à la plaie qui en est la source. Leur caractère propre est de coïncider avec la supression ou une durée moindre de l'écoulement utérin. La science en renferme des exemples presque innombrables. Quelques-uns présentent des particularités fort remarquables. Tel est, par exemple, ce cas d'*hémorrhagie faciale-périodique* communiqué à l'Académie de Médecine le 28 septembre 1850, par le docteur Chrestien, de Montpellier. Il s'agissait d'une jeune demoiselle chez qui le flux menstruel ne s'était pas fait jour par les voies génitales et suintait depuis plusieurs mois par les pores de la peau des régions malaires (1)... Nous avons recueilli six observations où le rôle hémorrhagipare du *flux menstruel* est encore plus accentué. Il s'y manifeste avec une évidence incontestable. Non-seulement l'hémorrhagie secondaire apparaît à l'époque des règles, mais elle *n'amène aucune variation dans la durée ou dans l'abondance de ces dernières.* Cette particularité, sur laquelle notre maître M. Verneuil, avait attiré notre attention, ne se trouve point signalée dans les traités de chirurgie, ni dans les ouvrages de gynécologie. Aussi en raison de leur rareté même, avons-nous pensé que les faits suivants méritaient une mention spéciale.

OBS. LVIII (2). — Une femme scrofuleuse, réglée à l'âge de 17 ans, se maria à 21 ans et mit au monde 4 enfants bien portants, M. d'Outrepont appelé auprès d'elle pour un décollement du placenta fit la version et amena un enfant vivant, mais non à terme. Il apprit que trois ans auparavant, cette femme avait reçu au bras droit près de l'insertion du deltoïde, un coup à la suite duquel il se forma une croûte à la peau. La femme ayant fait tomber la croûte en grattant, eut pendant une journée entière une hémorrhagie. Un chirurgien arrêta l'écoulement par un bandage compressif. Aussitôt la femme éprouva une anxiété extrême; puis, arrachant le bandage, se sentit soulagée dès que l'hémorrhagie reparut. Celle-ci dura aussi longtemps que les règles que la femme avait alors. Il se reforma ensuite à l'endroit de la plaie une croûte très-dure, d'un brun foncé, large d'un pouce et épaisse d'un demi-pouce. Elle tombait à chaque époque menstruelle, l'hémorrhagie se renouvelait et *durait chaque fois aussi longtemps que les règles.*

Cette coïncidence persista pendant deux ans et demi au bout desquels survint une nouvelle grossesse. Les règles ainsi que l'écoulement du sang par la plaie du bras furent supprimées. La croûte acquit les dimensions d'un œuf de poule et empêcha la femme de se coucher sur ce côté du corps. Après l'accouchement elle ne tomba point. Quelques mois plus tard, avec le retour de la menstruation, elle se détacha pour livrer de nouveau passage à une hémorrhagie pendant tout le temps

____

(1) V. Parrot. Etude sur la sueur de sang et les hémorr. névropathiques, Gaz. hebd. 1859.

(2) Extraite de la Gaz. méd. 1845, p. 13.

des règles. Toutefois la croûte devint peu à peu plus petite : l'hémorrhagie diminuait également à chaque époque. Au contraire l'écoulement des menstrues était chaque fois plus copieux.

Nulle observation, ce me semble, ne pourrait être à la fois plus complète et plus démonstrative.

Obs. lixe (Personnelle). — Mélanie L. 41 ans, habituellement bien réglée, un peu maigre, entre à Lariboisière le 30 mars 1872. Blessée par un éclat de verre de bouteille, elle offre à la face antérieure de l'avant-bras, au-dessus du poignet, une plaie transversale, source d'une hémorrhagie abondante. L'artère cubitale était coupée. On applique une ligature sur chacun des deux bouts central et périphérique. L'hémorrhagie s'arrête. Trois jours après surviennent les règles à leur époque naturelle, elles durent en temps ordinaire trois jours : cette fois elles se suppriment au bout de vingt-quatre heures. La plaie se cicatrise lentement et se couvre de bourgeons charnus après la chute des ligatures au vingt-cinquième jour. — Les règles sont revenues le 3 mai avec abondance ; et, le lendemain, au milieu d'un état général excellent, sans cause appréciable (le bras était maintenu dans l'immobilité), sans douleur locale vive, une hémorrhagie se déclare par la plaie de l'avantbras. Elle a du reste été modérée. L'hémostase s'est faite au bout de quelques instants. Les règles ont duré depuis le vendredi jusqu'au lundi, soit en tout quatre jours pleins.

Obs. lxe (Communiqué par M. Verneuil). — Mademoiselle X... 18 ans, d'une très-bonne santé habituelle, bien réglée, est opérée, en mars 1872, d'un *hyste dermoïde* de la région sushyoïdienne, avec saillie sur le plancher de la bouche. L'opération faite au bistouri a nécessité une double incision cutanée et muqueuse (?). Les suites immédiates ne présentent aucun phénomène particulier, pas de fièvre, état général excellent. Le soir du cinquième jour, la plaie buccale fournit tout-à-coup une petite hémorrhagie qui s'arrête spontanément après quelques heures, au moment même où apparaissent les règles à leur époque normale. Le lendemain soir nouvelle hémorrhagie par la plaie extérieure cette fois. Elle cesse encore sans intervention étrangère au bout de quelques instants. Les règles s'arrêtent le troisième jour. La cicatrisation s'acheva sans encombres avant l'époque menstruelle suivante.

Obs. lxi. (Communiquée par M. Verneuil). — Une dame de 45 ans environ, est, depuis plusieurs années, affectée de polypes très-vasculaires des fosses nasales. Une première fois elle subit entre les mains du professeur Verneuil une opération assez pénible : l'incision de l'aile du nez pour découvrir

l'implantation des polypes. La récidive ne tarda pas à se manifester. Les tumeurs ont acquis aujourd'hui un volume notable, leur surface laisse presque constamment suinter du
sang. La malade a remarqué avec beaucoup de précision que,
depuis plusieurs mois, *l'épistaxis* redouble d'abondance pendant tout le temps que dure l'écoulement des règles. Ces dernières sont toujours normales.

Est-il nécessaire de revenir sur ces quatre faits ? Ce n'est
ni dans la symptomatologie, ni dans le pronostic, ni dans
le traitement que résident l'importance et l'intérêt des
hémorrhagies secondaires qu'ils nous offrent en exemples.
Toujours l'hémostase s'est faite spontanément au bout de
peu de temps. Ce sont des hémorrhagies en nappe, fournies
par quelques petits vaisseaux innommés, des capillaires ou
des artérioles à parois faibles; il n'en découle pas une indication thérapeutique importante. En somme, fort nombreux sont les cas où des femmes subissent la période menstruelle, quoique affectées d'une plaie quelconque, sans y
éprouver d'hémorrhagie secondaire. Nous regardons volontiers nos observations comme exceptionnelles. malgré
cela nous croyons qu'elles méritent une place dans l'histoire de cette terrible complication des traumatismes et des
opérations sanglantes.

Qu'il n'y ait pas, au point de vue pronostique, à s'en pré-
occuper outre mesure, quand elles apparaissent, cela ressort
et de leur rareté même, et des faits rapportés plus haut. et
de l'interprétation physiologique que ces derniers nous
semblent comporter.

Seules peuvent les présenter peut-être. les femmes capables de fournir au frais d'un *flux menstruel* suffisant. Cette
condition ne doit-elle pas être le corollaire de cette autre :
Un état physiologique normal ? En effet, il paraît plus que
rationnel de mettre les hémorrhagies en question sur le
compte de la menstruation ; elles s'y rattachent : 1° par leur
mode d'apparition ; 2° par leur marche. Pour s'en convaincre on n'a qu'à se reporter avec attention aux trois
premières observations.

Mais dans ces faits réside encore un enseignement de
haute valeur. Il n'est personne qui ne remarque combien

ils viennent corroborer l'opinion qui attribue au système vasculaire tout entier un rôle général dans l'acte de l'ovulation spontanée. Nous avons insisté sur cette considération en présentant, l'année dernière, dans une note à la Société de Biologie (1) quelques-uns des faits précédents — « Si les
» phénomènes des règles supplémentaires ou déviées, di-
» sions-nous, si les prodrômes de chaque irruption mens-
» truelle révèlent, à ce moment, une sorte d'éréthisme gé-
» néral du système circulatoire, la possibilité d'hémor-
» rhagies semblables à celles dont nous avons rapporté
» l'histoire, le met mieux encore en lumière, quand on y
» voit réalisées ces conditions multiples : — Hémorrhagies
» éloignées se produisant par diverses voies naturelles ou
» accidentelles, coïncidant avec des règles normales en
» durée et en quantité, et ne reconnaissant d'autre cause
» admissible que la poussée menstruelle même. »

De ces faits enfin, résulte pour la pratique chirurgicale une notion pronostique ; le danger des hémorrhagies prolongées par blessures ou opérations sanglantes pratiquées durant la période menstruelle, inutile d'ajouter qu'il ne peut s'agir ici que des opérations d'urgence : celles des hernies étranglées, par exemple. A cet égard, le docteur Fleury, de Clermont, a communiqué en 1863, à la Société de Chirurgie, deux observations instructives.

Obs. lxii. — Une jeune fille est opérée d'une hernie crurale droite. Malgré l'emploi des réfrigérants, les règles avaient paru dans la nuit qui précéda l'opération.

Il m'a bien semblé, dit M. Fleury, que l'écoulement de sang était plus abondant qu'à l'ordinaire. Cependant aucune ligature n'a été faite. Au bout de quelques heures on s'aperçut que les pièces du pansement étaient imbibées de sang. *L'écoulement ne céda qu'au perchlorure de fer*. Les suites de l'opération furent d'ailleurs très heureuses.

Obs. lxiii. — Domestique âgée de 42 ans, opérée pour une hernie crurale gauche. « La malade me dit qu'elle a ses règles.
» Cette considération ne pouvait m'arrêter. L'incision de la
» peau et du tissu cellulaire sous-cutané donne issue à une
» quantité de sang plus considérable qu'à l'ordinaire. Les
» recherches les plus attentives ne font cependant découvrir

_____

(1) V. Bull. soc. de Biologie, mai 1872.

» aucun vaisseau susceptible d'être lié. Je me borne à abster-
» ger la plaie et je continue l'opération.

Une grande distance, au point de vue biologique, sépare
les hémorrhagies décrites dans ce dernier paragraphe, de
toutes celles que nous avons étudiées jusqu'ici. Tandis que
les autres constituent toujours des phénomènes purement
pathologiques, ces dernières, au contraire, peuvent et doivent être considérées comme des phénomènes physiologiques, empruntant accidentellement pour se manifester une
voie nouvelle créée par le traumatisme ou par une production néoplasique et dégénérative. Mais si la nature diverse éloigne l'un de l'autre ces deux ordres d'accidents,
leur mécanisme, leur mode de production, leur pathogénie
les rapproche entre eux. Mêmes conditions anatomo-
physiologiques des deux côtés : Les hémorrhagies mens-
truelles éloignées de l'utérus se manifestent par la rencontre
des circonstances suivantes que nous avons trouvées
également, à un certain degré, dans toutes les hémorrhagies secondaires d'étiologie générale, à savoir : 1º dispositions locales particulières où l'on voit des vaisseaux
disposés à se rompre par les modifications de structure
qu'y font naître un premier traumatisme récent ou des
altérations primitives et spontanées de leurs parois ; 2º troubles de la circulation, ou des conditions de pression intra-
vasculaire du sang.

Nous reprendrons cette vue d'ensemble avec plus de fruit
quand nous nous serons arrêté quelque temps sur la symptomatologie.

CHAPITRE VIII

Considérations symptomatologiques.

Ce n'est pas pour obéir à la coutume usitée dans l'exposition de tout sujet de clinique ou de pathologie que nous faisons suivre les chapitres étiologie, anatomie et physiologie morbides d'un chapitre de symptomatologie générale.

Le but que nous nous étions proposé en commençant ce travail est atteint ; et d'ailleurs, on peut facilement trouver dans les quelques observations précédentes tous les symptômes objectifs et subjectifs par lesquels s'annoncent et se traduisent les hémorrhagies secondaires. Deux espèces de symptômes sont à remarquer. Les uns se montrent analogues à ceux que détermine ordinairement, suivant son abondance, toute perte de sang primitive ou non ; les autres tirent certains caractères spéciaux de l'ensemble des conditions étiologiques au milieu desquelles se produit l'hémorrhagie secondaire.

Les premiers sont décrits dans tous les auteurs, nous n'avons pas à nous en occuper ici. Les seconds n'ont point obtenu encore les honneurs d'une exposition méthodique. Il n'en pouvait être autrement, puisqu'une étude d'ensemble des hémorrhagies secondaires restait encore à faire.

Cette lacune peut être comblée aujourd'hui en quelques mots.

On relèvera dans presque toutes les observations les phénomènes suivants : 1º un ensemble de circonstances plus ou moins nombreuses, susceptibles de faire craindre une hémorrhagie secondaire parce qu'elles peuvent l'amener ; 2º des signes prodromiques, les uns comme le début insen-

sible de l'hémorrhagie elle-même ; les autres sous la forme
de troubles locaux et de troubles généraux annonçant
l'hémorrhagie plus ou moins longtemps à l'avance ; 3° les
signes même de l'hémorrhagie dès qu'elle se déclare
(symptômes subjectifs) ou quand elle est reconnue (symptômes objectifs).

Parcourons rapidement ces trois étapes de la symptomatologie en renvoyant à nos observations pour tous les
détails.

I. Il y aura à redouter une hémorrhagie secondaire si l'on
constate l'existence avant le traumatisme ou le développement après la blessure, d'une maladie générale ou organique, ou d'une des complications générales des plaies, de
l'ordre de celles auxquelles souvent est imputable l'accident
en question (1), c'est ce qui contribue à aggraver le pronostic des plaies chez les individus cachectiques, épuisés par
des conditions d'hygiène mauvaises, par des maladies antérieures.

Aussi les hémorrhagies secondaires surviennent-elles de
préférence en temps de guerre, dans les hôpitaux, sous
l'influence de l'encombrement des blessés, par toutes les
causes multiples encore obscures qui donnent naissance au
typhus, au scorbut, à la septicémie grave, à la pyohémie.
La coïncidence d'une épidémie de fièvre éruptive, variole,
fièvre typhoïde, surtout à forme hémorrhagique, accroît encore le danger.

« Si l'on comptait, dit Morand (2), ceux qui perdent la vie
dans une bataille, on verrait que les trois quarts ont péri
par quelque hémorrhagie.» Les hémorrhagies secondaires
précoces sont en effet excessivement communes dans les blessures par armes à feu (3). Nous en avons exposé le mécanisme. Les hémorrhagies tardives sont toujours à craindre
aussi dans les blessures accompagnées de grands désordres
locaux : fractures comminutives des os, lésions des nerfs,
présence de corps étrangers dans la plaie : Séjour des cail-

---

(1) Voir chap. vii.
(2) Loc. cit.
(3) Voir à ce sujet Macleod, Legouest, loc. cit.

lots volumineux produits de l'hémorrhagie primitive exposés à la suppuration putride dans des foyers anfractueux,
d'où la grande question de l'opportunité des amputations
immédiates ou de la conservation des membres.

L'hémostatique mise en usage, est d'un grand poids dans
la balance du pronostic. Nous savons qu'on a dû renoncer
aux ligatures doubles, et reléguer à la dernière extrémité
les ligatures médiates.

Nous avons suffisamment rappelé les efforts des chirurgiens pour trouver l'hémostatique idéale qui mette sûrement les blessés à l'abri de l'hémorrhagie secondaire. On a
signalé aussi le danger des cautérisations trop énergiques
et de certains caustiques chimiques tels que le chlorure de
zinc.

Au premier chef peut-être faut-il encore considérer la
région ou siége la blessure, et si la section des vaisseaux a
laissé dans la plaie un seul bout ou bien les deux. De là
découle la fréquence des hémorrhagies secondaires par le
bout périphérique. Inutile de répéter à ce propos les détails
dans lesquels nous sommes entrés aux chapitres III, IV. V.
On se rappellera le danger de la réunion immédiate sur une
plaie condamnée à suppurer, le pronostic fâcheux que comporte l'aspect balfard et grisâtre des bourgeons charnus et
la menace des dépôts pultacés caractéristiques de la pourriture d'hôpital, l'excès de la suppuration, la formation de
clapiers purulents, de fusées inter-musculaires et le long
des troncs vasculo-nerveux. (Observations xxxix, xl).

Des signes caractéristiques annoncent déjà quelquefois
que l'hémorrhagie se prépare et va se manifester incessamment. Il est rare qu'on ne puisse pas remarquer quelques
jours ou seulement quelques heures avant le début de l'hémorrhagie, un certain nombre de signes prodromiques soit
locaux, soit généraux.

Toutefois, ils ne sont pas constants. Le tableau symptomatologique est à peine dessiné dans certains cas et il faut
l'expérience des exemples antérieurs pour reconnaître
l'approche du danger à quelques troubles d'innervation
locale accusés par le malade. Grande variabilité dans

l'époque d'apparition, la durée, l'intensité, les caractères propres, telle est la cause de l'extrême difficulté qu'on éprouve à les saisir et à les présenter avec méthode.

Signes prodromiques locaux. — 1° Douleurs très-vives dans le membre blessé, se montrant plusieurs jours avant l'hémorrhagie, tantôt généralisées à toute l'étendue du membre, tantôt suivant le trajet des troncs nerveux. Leur caractère principal est de cesser au moment où apparaît l'hémorrhagie. Elles peuvent ensuite se reproduire avec la même allure et précéder chaque récidive de l'hémorrhagie. Nous en avons rapporté plusieurs exemples. Elles sont quelquefois accompagnées ou suivies d'engourdissement, de fourmillements dans la partie (Obs. XXI). Parfois c'est un véritable accès de névralgie que juge pour ainsi dire l'écoulement sanguin.; ou mieux douleurs et hémorrhagie ne sont que deux phases diverses et successives d'un accès fébrile dont nous trouvons de nombreux exemples chez les opérés, atteints d'intoxication palustre, et peut-on dire au début d'un grand nombre de complications générales des plaies à forme initiale congestive.

Le fait suivant montre la douleur prodrômique s'irradiant à toutes les branches d'un tronc nerveux pour cesser au moment même de l'hémorrhagie. Là encore, le traumatisme a été un point d'appel pour une névralgie qui déjà auparavant s'était manifestée à plusieurs reprises dans le territoire de la lésion.

Obs. LXIV. — (Personnelle). Catherine Th. 50 ans, entre le 20 janvier 1872 à l'hôpital Lariboisière, service de M. Verneuil. Cette femme a perdu à l'âge de 34 ans toutes les dents de la mâchoire inférieure. Vers l'âge de 38 ou 39 ans, a commencé à se montrer sur le bord maxillaire supérieur gauche, une petite tumeur *indolente* et dure, que la malade fit tomber avec un fil ; puis cette tumeur revint en dehors et augmenta de jour en jour, lentement. Elle mit onze ou douze ans pour arriver à l'état actuel. Aujourd'hui l'on voit une tumeur qui déborde le bord alvéolaire supérieur gauche de 1 1/2 à 2 centim. depuis la dent canine jusqu'à la dernière molaire du même côté. Cette tumeur est ferme, rénitente, un peu élastique à la pression non adhérente aux os, recouverte d'une muqueuse en apparence saine ; non fluctuante sans bosselures.

Opération le 31 janvier ; la tumeur est détachée à l'aide du galvano-cautère; pas d'hémorrhagie immédiate primitive. Antérieurement, depuis l'apparition de la tumeur surtout, la malade était sujette à des névralgies frontales ayant les caractères de la migraine.

Le 4 février, pour la première fois depuis l'opération, apparition de douleurs vives dans la joue, la tempe et la région frontale voisine, irradiant jusqu'à l'oreille du même côté,—dans la nuit s'étant un peu calmées elles permirent à la malade de s'endormir; mais elle fut au bout de quelques instants réveillée par un écoulement de sang à la surface de la plaie buccale, celle-ci était en voie de détersion. La malade estime à une vingtaine de grammes la quantité de cet écoulement. La température axillaire le matin suivant était à 38o,3 ; le soir 38o,7. — Dès le lendemain, retour à l'état normal.

Quelquefois la douleur est à peine prononcée et ne consiste qu'en une sorte de battement plus ou moins sensible, comme dans le cas suivant :

Obs. lxv. — (Personnelle). P... (Jean-François) 65 ans, entre le 25 juin 1872 à l'hôpital Lariboisière pour un épithélioma de la lèver.

Sa fille raconte que les moindres blessures avec perte de substance étaient habituellement, chez son père, suivies d'un écoulement de sang difficile à arrêter, ce qui laisse supposer un certain degré d'hémophilie.

L'affection actuelle a débuté il y a un an environ par une gerçure ou excoriation douloureuse à la partie médiane de la lèvre inférieure. — Etat stationnaire pendant 6 à 7 mois, le malade a quelque peu tourmenté son « écorchure » par des applications d'alun calciné, de chlorure de zinc, etc.

Depuis quatre mois environ progrès rapides, avec moins de douleurs. — A son entrée, toute la lèvre inférieure est envahie à sa face externe par un épithélioma papillaire ulcéré. — Pas de ganglions, le 24 juin, se produisent dans la journée, trois hémorrhagies par la plaie, la première d'une abondance notable, les deux autres insignifiantes : hémostase spontanée (*hémorrhagies néo-plasiques*) ; opération le 28 juin : incision par bistouri, puis cautérisation des surfaces avec fer rouge, et plusieurs ligatures d'artères. — Aucune élévation de température les jours suivants (36o,8 à 37o,2, termes extrèmes). — Dans la journée du 3 juillet (cinquième jour) une petite hémorrhagie s'est déclarée vers 5 heures par l'un des angles de la plaie; écoulement goutte à goutte pendant quinze minutes environ (eau glacée). Le malade dit que *depuis le matin il ressentait dans la plaie une sorte de battement insolite*, mais non douloureux. — Aucun trouble de l'état général (T. A. — 37o).

Le fait le plus remarquable que nous ayons trouvé de ces douleurs prodromiques est consigné dans l'observation suivante :

Obs. lxvi. —Hémorrhagies mortelles par diverses voies (1). — A. Fragoso 25 à 28 ans, d'une santé antérieure, — vers février 1847, douleurs intenses dans toute la mâchoire inférieure, s'irradiant vers la tête ; ces douleurs ont pour point de départ une carie de la deuxième grosse molaire droite. En même temps que les douleurs ont commencé à se produire des sueurs profuses et continuelles. — Extraction de la dent. Les douleurs cessent — hémorrhagie prolongée pendant deux jours, qui cède enfin aux applications froides. — Peu après réapparition des douleurs avec une grande intensité. Inutilité des moyens employés contre la douleur. Extraction de la première grosse molaire droite huit jours après la première — hémorrhagie pendant huit autres jours ; quand le sang coulait, il n'y avait plus de douleurs, celles-ci reparaissaient dès que l'écoulement se supprimait. — On essaie en vain différents moyens : froid, tamponnement, seigle ergoté. — Enfin un tampon de coton chargé d'un mélange de poudre de charbon et de colophane arrête le sang : bientôt des douleurs faibles et comme éloignées se font sentir Tout à coup survient une épistaxis abondante, qui au bout de quelques jours est remplacée par une hématurie ; à cette dernière succède enfin le retour de l'épistaxis. — Le malade succomba 36 heures après la réapparition de l'épistaxis qui ne donnait plus qu'une sérosité colorée. « Nous apprimes dit M. Lucien Papillaud, de Porto-Alègro (Brésil), auteur de l'observation, que ce jeune homme rendait quelques fois de l'urine couleur de café. »

On trouverait difficilement un cas où le balancement, l'alternance fût aussi marquée entre les deux phénomènes *douleurs et hémorrhagies;* faut-il rapporter les premières à un état congestif, aux efforts de l'organisme pour provoquer l'écoulement sanguin ? En tous cas ces faits sont à rapprocher de ceux décrits et commentés par le docteur Parrot sous le nom d'hémorrhagies névropathiques(2).Toutes ces hémorrhagies sont associées à des perturbations nerveuses générales, et fréquemment liées à des phénomènes localisés de douleur et de spasme ; un point sépare celles que nous rapportons en exemples des accidents désignés dans le mémoire en question : tandis que ces dernières ne

---

(1) Gaz. méd. 1849, p. 104.
(2) Loc. cit.

paraissent jamais compromettre la vie par leur abondance, les nôtres au contraire peuvent devenir mortelles. Il en est encore à peu près de même des hémorrhagies secondaires par hémophilie. Nous avons à dessein, réservé d'en parler ici. D'après le docteur Vieli, des hémorrhagies secondaires « surviennent très-fréquemment dans l'évolution des plaies lorsque la cicatrisation est déjà fort avancée et même alors qu'elle est achevée. Au bout de huit jours environ, la partie lésée se tuméfie, elle est en même temps le siége de *douleurs tellement violentes qu'elles donnent lieu fréquemment à des convulsions, à des lipothymies.* Une vésicule s'élève, se crève, laisse couler du sang, les accidents se calment alors, mais ils ne tardent pas à reparaître dès qu'on a recours aux moyens hémostatiques. En outre, le docteur Vieli a pu constater comme beaucoup d'observateurs, que des hémorrhagies très-abondantes sont souvent supportées facilement (1). Qu'on rapproche ces différents symptômes de ceux que nous avons consignés dans le chapitre précédent à l'article hémorrhagies spéciales au sexe féminin et particulièrement dans l'observation empruntée à M. d'Outrepont ; qu'on leur compare enfin les phénomènes qui annoncent les hémorrhagies secondaires dans les affections générales à forme congestive ou éruptive du début, et surtout dans celles où se montrent de fréquents frissons et l'on ne pourra douter que des troubles du système nerveux ne soient intimement liés à la production de ces accidents par l'intermédiaire des modifications de l'innervation vasculaire et partant des conditions de pression et de circulation du sang dans l'intérieur des petits vaisseaux. (Voir l'observation LII empruntée à Dériaud).

Ajoutons en outre l'élévation de la température de la partie où va se produire l'hémorrhagie, un sentiment de chaleur perçu par le malade et quelquefois même appréciable au thermomètre (ce signe était bien marqué dans les observations XL et VLV).

Quand ces prodrômes se manifestent, à des degrés varia-

---

(1) E. Fritz, an. du mém. de Grandidier, loc. cit.

bles, il est vrai, l'on peut toujours constater un certain mouvement fluxionnaire ou congestif local qui précède immédiatement l'hémorrhagie et semble constituer la cause prochaine et le mécanisme de sa production, c'est-à-dire de la rupture des vaisseaux.

SIGNES PRODROMIQUES GÉNÉRAUX.

Quelquefois les phénomènes précédents sont généralisés à tout le système nerveux et circulatoire et se produisent avec un appareil plus éclatant. Séparons d'abord les cas où les symptômes généraux seraient imputables à des complications locales ou générales, causes elles-mêmes d'hémorrhagies secondaires. Il s'agit ici de ceux où le mouvement congestif localisé vers la plaie a manifestement été précédé d'une sorte de fluxus général, le *molimen hemorrhagicum* des anciens, dont les exemples sont fréquents dans la pathologie interne. Or tantôt nous avons noté comme signes précurseurs de l'hémorrhagie un malaise général (obs. xxiv), avec un frisson d'un durée variable depuis une heure jusqu'à deux heures ; frisson unique (obs.), ou répété à chaque récidive de l'hémorrhagie (obs. x, xxi, etc.), en même temps que le thermomètre indique l'élévation de la température du sang (xl et xlv); ce dernier signe serait même constant, en l'absence de frisson ; puis céphalalgie, anorexie, vomissements, etc., etc.

L'observation la plus remarquable est certainement celle de Marcano (obs. xxi), où tous les prodrômes locaux et généraux se sont répétés trois fois de suite, avant chaque récidive. D'ailleurs on sait combien sont prononcés les prodrômes généraux dans les hémorrhagies puerpérales. « La femme éprouve pendant les jours qui précèdent l'accident des inquiétudes dans les membres, un malaise général et inaccoutumé, de la pesanteur, de l'engourdissement dans le bassin, douleur obtuse et gravative dans les lombes, accompagnés de vertiges, d'éblouissements, coloration de la face, fréquence et plénitude du pouls (1). » Dans quelques cas, dit l'auteur de ces lignes, la perte débute

(1) Careaux, loc. cit.

d'une manière brusque et soudaine, l'écoulement du sang est le premier phénomène qui se manifeste. C'est ce qui arrive dans quelques cas où l'hémorrhagie survient à la suite de l'action violente d'une cause externe. Nous devons faire la même distinction pour les hémorrhagies traumatiques ou chirurgicales proprement dites. En somme, les prodrômes ne s'observent pas dans les hémorrhagies secondaires qu'on peut rattacher à une condition pathologique extérieure ou purement locale. Au contraire, nous avons vu qu'ils ne font pas défaut dans certaines hémorrhagies, qu'on peut dire à la fois traumatiques et spontanées, chirurgicales par leur siége, médicales par leurs causes. Mais encore toutes les hémorrhagies de cette classe ne sont-elles pas nécessairement annoncées par les signes précurseurs, comme ces derniers n'existent pas quand l'écoulement de sang, au lieu de reconnaitre pour mode de production immédiate. pour mécanisme prochain. une congestion ou fluxion locale, parait seulement dépendre d'une altération profonde de l'économie, de la *débâcle organique*, de la putridité, etc., etc exemple, les hémorrhagies répétées, incoercibles à la fin d'une septicémie grave et d'une pyohémie, celles de la dernière période du scorbut, etc., etc., il semble vraiment que les vaisseaux s'ouvrent d'eux-mêmes, par un ramollissement cadavérique anticipé de leurs parois. Cette différence capitale dans la physionomie symptomatologique des hémorrhagies secondaires d'étiologie générale, unie aux résultats des examens histochimiques, nous a permis d'en établir une autre dans la pathogénie prochaine et immédiate de ces accidents (chap. vii), nous n'avons pas à revenir sur ce point.

SIGNES DE L'HÉMORRHAGIE ELLE-MÊME.

Siège. Il est unique ou multiple, par la même plaie ou par des plaies différentes. Un seul ou plusieurs vaisseaux peuvent fournir le sang. Aux *hémorrhagies secondaires proprement dites*, se rattache l'écoulement par un sillon, par un jet, dont la source est saisissable sur une artère ou sur une veine importante. Aux *hémorrhagies néo-*

capillaires appartient l'écoulement en *nappe,* où l'on ne peut saisir directement aucun vaisseau ouvert. L'écoulement en jet peut se faire d'emblée avec violence; ou bien plus souvent peut-être le voit-on précédé de plusieurs petits écoulements plus ou moins colorés en rouge qui doivent toujours attirer l'attention et faire craindre une hémorrhagie grave subite.

Certains signes, en effet, qu'on pourrait classer parmi les prodrômes, appartiennent cependant à l'hémorrhagie même et prouvent que cette dernière a déjà commencé ; tels sont : une suppuration sanieuse (observation XVIII) ou sanguinolente (observation XXI), ou même seulement un liquide noirâtre, chocolat, de couleur café noir comme les observations XL et XLI en offrent de remarquables exemples. Ces colorations diverses n'indiquent-elles pas que quelques gouttes de sang déjà se sont fait jour à travers les vaisseaux où l'hémostase commence à se détruire. — Roux a décrit en maître ces phénomènes (1) : « Quels que soient, dit-il, l'origine ou la cause immédiate, ces hémorrhagies consécutives dans les plaies d'armes à feu ne se manifestent pas de la même manière dans tous les cas, et ne se montrent pas toujours accompagnées des mêmes circonstances. Tantôt elles sont subites, instantanées, et paraissent sans que rien ait pu les faire prévoir; tantôt au contraire, l'écoulement continu d'une sérosité ou d'un pus roussâtre dans les intervalles de deux ou trois pansements, les précède et **les annonce**, comme de faibles éclairs et le bruit lointain de la foudre annoncent un violent orage; tantôt elles sont d'emblée aussi considérables... au point de causer la mort immédiatement... tantôt, peu abondantes d'abord, elles s'arrêtent une première fois, puis réparaissent pour s'arrêter de nouveau, et reparaître encore si l'on hésite à faire la ligature du tronc artériel principal d'où le sang provient : hémorrhagies successives qui, pour être peu abondantes chaque fois, n'en causent

---

(1) Loc. cit.

pas moins un épuisement mortel, hâté par l'abattement qu'éprouve le moral du blessé en proie à un tel accident. »

Relativement à l'époque d'apparition, il y a plusieurs cas à distinguer : A. *Conditions relatives à la plaie* par où se fait l'hémorrhagie : tantôt la plaie n'est pas encore détergée, tantôt elle est déjà en voie de granulation ; les bourgeons charnus recouvrent les extrémités vasculaires· On pourrait appeler vraiment *tardives* les hémorrhagies qui apparaissent quand la plaie est détergée; mais l'extrême variabilité du développement de la membrane granuleuse sur les différentes plaies, a pour résultat de laisser la plus grande incertitude à la notion de temps qu'impliquerait cette expression de *tardives* ainsi employée, outre que nous l'avons appliquée déjà à une classe d'hémorrhagies définies au point de vue anatomophysiologique (chap. IV). En réalité, les hémorrhagies correspondent en clinique aux deux périodes suivantes de la marche des plaies : 1ᵉ période de *suppuration*; 2° période de *granulation*, et peuvent compliquer l'une ou l'autre. Cette division clinique a le mérite d'embrasser toutes les hémorrhagies secondaires sans distinction d'étiologie locale ou générale. B. Nous avons vu la division en précoces et en tardives des *hémorrhagies secondaires proprement dites et spécialement* d'étiologie locale. On pourrait lui opposer pour les hémorrhagies néo-capillaires et pour toutes celles d'étiologie générale, une autre division fondée sur la marche de la maladie dont l'écoulement du sang est ou *un symptôme* ou *une complication ; celle* en *hémorrhagie de la période congestive, fluxionnaire, éruptive et hémorrhagies de la période de cachexie, d'adynamie, de putridité.* — Cette classification répond à une pathogénie double, laquelle, ainsi que nous avons eu souvent l'occasion d'en faire la remarque, s'appuie par un côté sur cette importante donnée clinique (chapitre V, section A et B). Nous ne nous arrêterons pas sur la date même d'irruption secondaire du sang : tous les jours ont été notés depuis les premières vingt-quatre heures jusqu'au cinquantième jour (observation XXIV). Le nombre des récidives n'est pas moins variable. On en a pu compter jusqu'à six par la même plaie (observations xxi).

Les hémorrhagies multiples sont tantôt simultanées, tantôt successives; elles sont intermittentes, sans intervalles fixes ou égaux, ou périodiques. — Cette diversité dans la marche n'indique-t-elle pas des conditions pathogéniques très-diverses : persistance d'action des causes de tout ordre, troubles momentanés de ces causes, réaction des parties atteintes par le traumatisme et de tout l'organisme, rappel des manifestations diathésiques, des intoxications invétérées, nouvelle impulsion donnée à des affections chroniques préexistantes..... Nous avons relaté un exemple remarquable d'hémorrhagie *périodique* récidivée jusqu'à quatre fois (observations xxixe). Ce sont les hémorrhagies qu'on peut rattacher à l'influence palustre qui présentent au plus haut degré cette périodicité dans les récidives; ce caractère peut ainsi devenir un élément important pour le diagnostic de la condition pathogénique générale de l'hémorrhagie.

En terminant, nous appellerons de nouveau l'attention sur la courbe que présente habituellement la température, — Nous commençons par éliminer à ce sujet les blessés arrivés à la période de cachexie ou d'anémie extrême et de putridité. — Presque toujours on notera chez les autres, pendant les jours qui précèdent l'hémorrhagie, une ascension de la colonne mercurielle, abstraction faite des cas où cette élévation thermométrique peut être mise sur le compte d'une complication fébrile ou phlegmasique indépendante. Bien entendu qu'on en doit excepter également les hémorrhagies secondaires provoquées par des causes locales ou extérieures.

L'écoulement du sang une fois terminé, la colonne de mercure s'abaisse de $^1/_2$, $^3/_4$ jusqu'à 1 degré et plus suivant l'abondance de la perte (1). Sa destinée ultérieure enfin, varie avec la marche même de la maladie. Elle nous ren-

---

(1) V. A. Blum. Etude sur la fièvre traumatique privitive. Arch. gén. méd. avril 1869.

seigne encore sur le pronostic de l'hémorrhagie en elle-même. En effet, un triple danger est engendré par les hémorrhagies secondaires, dans toutes les circonstances, savoir : 1° affaiblissement général du malade ; 2° retard apporté au travail réparateur et à la cicatrisation de la plaie ; 3° L'absorption des matières septiques de la plaie rendue plus facile et prouvée par un fait d'observation significatif : l'ascension nouvelle de la colonne mercurielle quelques jours après l'hémorrhagie. — Il en résulte que si la septicémie engendre primitivement les hémorrhagies secondaires , celles-ci à leur tour donnent comme un nouvel élan à l'infection générale et accroissent sa gravité. On comprend alors quelle monstrueuse erreur enseignait l'école dite physiologique, en préconisant les saignées dans le traitement des hémorrhagies traumatiques, jointes au précepte de la diète dans le régime des blessés.

Poursuivre plus loin l'étude clinique des hémorrhagies secondaires nous entraînerait en dehors des limites du travail que nous nous sommes proposé d'écrire : *la Pathogénie des hémorrhagies traumatiques secondaires*. Elle ne se sépare plus de l'histoire des plaies chirurgicales ou traumatiques elles-mêmes.

Nous devons nous borner à récapituler les diverses étapes du chemin parcouru dont nous touchons le terme !

CHAPITRE IX

Récapitulation.

I. Nous donnons le nom d'*Hémorrhagie traumatique secondaire* à tout écoulement du sang qui, depuis le moment où s'est arrêtée l'hémorrhagie primitive jusqu'à la cicatrisation complète de la plaie, reparaît à la surface de cette dernière sans intervention d'une diérèse traumatique nouvelle.

II. Ces hémorrhagies sont de deux sortes. Il y a 1° les hémorrhagies secondaires proprement dites ; et 2° les hémorrhagies secondaires néo-capillaires.

III. Nous appelons hémorrhagie secondaire proprement dite celle qui est produite par la destruction de l'hémostase soit spontanée soit chirurgicale dans un vaisseau artériel ou veineux.

IV. Le processus hémostatique comprend deux phases distinctes dans son évolution. 1° Etablissement de l'hémostase immédiate, transitoire, c'est-à-dire l'ensemble des moyens physiques et physiologiques que la nature ou l'art met immédiatement en œuvre pour arrêter l'hémorrhagie. — 2° Phénomènes propres à l'hémostase permanente définitive, ou cicatrisation de la plaie vasculaire, phénomènes dits d'ordre vital (irritation, prolifération cellulaire, néoplasie conjonctive).

V. Les hémorrhagies secondaires proprement dites peuvent être *précoces* ou *tardives*. Nous qualifions de précoces celles causées par destruction de l'hémostase provisoire, — de tardives celles qu'engendrent des troubles survenus dans le processus de cicatrisation vasculaire.

VI. *Réouverture* de la plaie vasculaire, qui a été la source de l'hémorrhagie primitive ; chute du caillot hémostatique quand il existe, sous l'effort du sang ou par manœuvres externes, telles sont les conditions anatomo-physiolologiques locales des hémorrhagies secondaires précoces.

VII. Destruction plus ou moins étendue par *ulcération* des parois vasculaires et du caillot aux environs ou au niveau de la lésion primitive, telle est la condition pathogénique locale des hémorrhagies secondaires tardives.

VIII. L'ulcération a pour origine tantôt l'escharification primitive (hémostatique ou non) des parois ; tantôt la marche irrégulière des phénomènes d'artérite ou de phlébite nécessaires à l'hémostase permanente.

Elle se produit alors par ramollissement inflammatoire ou gangréneux. Elle peut isolément atteindre ou le caillot hémostatique ou les parois ; plus souvent ces deux parties ensemble. Elle est latérale ou terminale, incomplète ou totale par rapport à l'axe du vaisseau.

IX. Sauf le cas d'escharification primitive, elle est toujours consécutive à un certain nombre de lésions diverses. 1° Lésions d'origine intrinsèque ou altérations primitives antérieures des parois vasculaires ; 2° lésions d'origine extrinsèque péri-vasculaire : présence de caillots nombreux, d'esquilles osseuses, de corps étrangers dans la plaie des parties molles, thérapeutique défectueuse, etc. ; 3° lésions d'origine extrinsèque intra-vasculaire : altérations du sang maladies totius substantiæ. — Les faits de cet ordre rentrent dans le groupe des causes générales.

X. Nous appelons hémorrhagies secondaires néo-capillaires celles qui sont fournies par les vaisseaux néo-capillaires de la membrane granuleuse et par les capillaires anciens avoisinant les surfaces de la plaie, — tous vaisseaux à structure plus ou moins embryonnaire et qui n'ont encore été la source d'aucune hémorrhagie primitive.

XI. Des causes locales (complications locales des plaies) des causes générales peuvent provoquer ces sortes d'hémorrhagies.

L'étude des causes générales permet de les interpréter comme de véritables hémorrhagies spontanées (médicales) chez les blessés.

XII. Les hémorrhagies secondaires proprement dites reconnaissent aussi des causes générales, celles-ci agissent alors par l'intermédiaire des altérations du sang ou mieux peut-être en favorisant le développement de lésions périvasculaires qui aboutissent à l'ulcération artérielle.

XIII. Cliniquement, il faut considérer : 1º les blessés qui étaient sains et indemnes de toute atteinte morbide au moment du traumatisme; 2º ceux qui souffraient déjà d'un état pathologique plus ou moins définissable avant leur blessure (accidentelle ou opératoire).

XIV. Deux ordres de complications ou maladies générales peuvent assaillir les blessés. Les unes sont indépendantes du traumatisme ; les autres, suite fréquente de ce dernier, et en général de nature septicémique, sont peut-être la cause la plus commune des hémorrhagies secondaires tardives.

XV. De leur côté, les maladies antérieures au traumatisme se distinguent entre elles suivant qu'elles sont caractérisées par des lésions organiques plus ou moins appréciables. En tout cas, c'est encore une question de savoir si les altérations du sang, alors même qu'on peut les définir par la chimie et par le microscope, sont primitives ou consécutives à celles des principaux viscères.

XVI. Une étude attentive des prodrômes surtout, et des signes propres des hémorrhagies secondaires d'étiologie générale, nous montre que ces dernières ont une grande ressemblance avec les hémorrhagies spontanées ou médicales, observation bien fructueuse pour l'interprétation pathogénique des unes et des autres.

XVII. En résumé, la pathogénie des *hémorrhagies en général*, pourrait se condenser dans la condition anatomo-physiologique suivante : défaut d'équilibre entre la résistance des parois vasculaires d'une part et la pression de la colonne sanguine, d'autre part.

XVIII. Dans presque tous les cas, l'affaiblissement de la paroi vasculaire est facile à mettre en évidence. Pour les hémorrhagies secondaires, proprement dites, il se trouve réalisé par l'existence même de la plaie faite au vaisseau : dans les hémorrhagies néo-capillaires, la structure embryonnaire des tuniques vasculaires en rend compte.

XIX. En outre, diverses altérations peuvent diminuer encore la résistance normale des parois; soit qu'elles portent sur le revêtement épithélial seul ou sur la totalité de leur épaisseur. Il est probable même qu'il se produit dans nombre de cas une sorte de ramollissement cadavérique *anté-mortem*.

XX. L'excès de pression de l'ondée sanguine est relatif ou absolu : il est d'autant plus nécessaire que la friabilité des vaisseaux est moins avancée encore. Les phénomènes qu'il produit répondent aux congestions passives et aux congestions actives auxquelles les auteurs de pathologie générale ont rattaché le mécanisme des hémorrhagies spontanées passives et des hémorrhagies spontanées actives.

XXI. Tous les mouvements spontanés nécessitent un effort général ou partiel dans lequel la circulation en retour est ralentie ; la menstruation dans les faits que nous avons mis en relief par plusieurs observations inédites ou peu connues, engendre des congestions actives d'ordre physiologique susceptibles de déterminer des hémorrhagies véritablement actives aussi.

XXII. Des troubles de l'innervation vasculaire par lésion nerveuse centrale ou périphérique, les névralgies, *le frisson* se trouvent aussi fréquemment associés à des congestions actives plus ou moins localisées et d'ordre pathologique. Certaines conditions étant données, il pourra s'ensuivre aussi des hémorrhagies dénommées actives où se révèlent les efforts du *molimen hæmorrhagicum* des anciens.

XXIII. Par contre, on imputera les congestions dites passives à toutes les autres causes de perturbation de la circulation en retour, telles que : compression des gros troncs veineux, affaiblissement des contractions cardiaques, congestion pulmonaire, hypostases localisées dans les principaux viscères et dans les membres blessés... etc., etc.

XXIV. En considérant comme un traumatisme l'effort si minime soit-il, nécessaire au sang dans tous ces cas pour rompre la paroi vasculaire, nous dirons que toute la pathogénie des hémorrhagies traumatiques secondaires, comme celle des hémorrhagies spontanées dont nous les rapprochons, aboutit en dernière analyse, sauf les variétés, à une *diérèse traumatico-histologique.*

NOUVELLES PUBLICATIONS

Chez Adr. DELAHAYE, place de l'École-de-Médecine.

~~~~~~~~

BOURNEVILLE. **Études cliniques et thermométriques sur les maladies du système nerveux.** Les deux premiers fascicules, in-8 de 368 pages, avec 36 figures dans le texte. Prix de chaque.................... 3 fr. 50

BOURNEVILLE et L. GUÉRARD. **De la sclérose en plaques disséminées.** 1 vol. in-8 de 240 pages avec 10 fig. dans le texte et une planche coloriée.   4 fr.

BOURNEVILLE et VOULET. **De la contracture hystérique permanente.** Interprétation scientifique des miracles de Saint-Louis et de Saint-Médard, in-8 compacte de 112 pages... 2 fr. 50

CHARCOT (J. M.). **Leçons cliniques sur les maladies des vieillards et les maladies chroniques,** publiées par M. B. BALL. 1 vol. in-8 avec fig. intercalées dans le texte et trois planches en chromo-lithographie, avec un joli cartonnage en toile.. 6 fr. 50

CHARCOT (J. M.) **Leçons sur les maladies du système nerveux,** faites à la Salpêtrière, troisième série, publiée par BOURNEVILLE, in-8 de 368 pages, 25 figures et huit planches en chromo- lithographie........................... 10 fr.

GARROD. **La Goutte,** sa nature, son traitement et le rhumatisme goutteux. Trad. par A. OLLIVIER ; annotations, par M. CHARCOT. 1 vol. in-8 de 718 pages avec figures intercalées dans le texte et 8 pl. coloriées, le vol. cart. en toile... 13 fr.

GIRALDÈS (J.) **Leçons cliniques sur les maladies chirurgicales des enfants,** recueillies et publiées par BOURNEVILLE, E. BOURGEOIS et G. BOUTEILLIER, revues par le professeur. 1 fort vol. in-8 avec 66 figures dans le texte, cart. en toile.. 14 fr.

PELTIER (G.). **Pathologie de la rate.** In-8 de 112 pages.......... 2 fr.

VILLARD (F). **Etudes sur le cancer primitif des voies biliaires** In-8... 2 fr. 50

VERSAILLES. — CERF ET FILS, RUE DU PLESSIS, 59.

~~~~~~~~

9 782019 242251